Gottlieb Burckhardt, Heinrich Quincke

Festschrift dem Andenken Albrechts von Haller

dargebracht von den Ärzten der Schweiz am 12. Dezember 1877

Gottlieb Burckhardt, Heinrich Quincke

Festschrift dem Andenken Albrechts von Haller
dargebracht von den Ärzten der Schweiz am 12. Dezember 1877

ISBN/EAN: 9783741192838

Hergestellt in Europa, USA, Kanada, Australien, Japan

Cover: Foto ©Lupo / pixelio.de

Manufactured and distributed by brebook publishing software
(www.brebook.com)

Gottlieb Burckhardt, Heinrich Quincke

Festschrift dem Andenken Albrechts von Haller

Festschrift

dem Andenken

Albrechts von Haller

dargebracht

von den Aerzten der Schweiz

am 12. Dezember 1877.

1) Widmung.
2) Dr. Gottlieb Burckhardt, über Sehnenreflexe.
3) Prof. Heinrich Quincke, über Siderosis.

BERN, 1877.

Im Commissionsverlag der J. Dalp'schen Buchhandlung.
(K. Schmid.)

Auftauchend aus den Wirbeln des Berufslebens und aus der Fluth unvermittelter Thatsachen, streben auch die Aerzte nach dem Ufer einer festen wissenschaftlichen Erkenntniss und einer widerspruchslosen Weltanschauung, von welchem ihnen die guten und die grossen Geister aller Zeiten freundlich entgegenwinken. Wir fühlen uns gehoben und gestärkt im Anblick unserer Ideale und das Bedürfniss, ihnen unsere Hochachtung zu beweisen, entspringt dem Gefühle, ihnen nachzustreben, wenn auch mit schwächeren Kräften und aus weiter Ferne.

Haller's klassische Erscheinung ist ganz besonders für uns Schweizer-Aerzte, und ganz besonders in jetziger Zeit ein guter Genius, der uns ermahnt und tröstet; wir feiern in ihm den grossen Gelehrten und den liebenswürdigen Menschen, den schwungvollen Poëten und den klaren mathematischen Denker, vor Allem aber die Macht der gewissenhaften rastlosen Arbeit. Darum möchten wir an seinem Gedächtnisstage uns selber ehrend bezeugen, dass wir ihn verstehen und seiner gedenken.

Es ist uns nicht beschieden, den grossen Mann mit grossen Thaten und Entdeckungen zu feiern, ja wir haben erst seit wenigen Tagen den Muth gefunden, Haller's reichem Lorbeerkranze, welchen Bern heute auf den Altar der Erinnerung niederlegt, auch einen ärztlich wissenschaftlichen Zweig beizufügen: aber wir Aerzte kommen wenigstens vereint, Romanen und Germanen Hand in Hand, die Berner mit einer besondern Gabe als die nächsten Anverwandten unseres grossen Meisters: alle erwärmt und gehoben von ihrem ärztlichen Vorbilde.

Haller hat mit scharfem Blick die Wandelbarkeit naturgeschichtlicher Formen erkannt und die Immanenz der Kraft in der Materie empirisch bewiesen; er hat mit vorher ungeahnter Kühnheit das physiologische Experiment geschaffen und mit diesem Compasse der Medizin neue sichere Bahnen angewiesen; er hat nahezu das ganze Wissen seiner Zeit in sich aufgenommen und dennoch seinen geistigen Reichthum mit Besonnenheit beherrscht, ist ein feinfühlender Mensch geblieben und hat als wahrhaft grosser Bürger der Liebe zum Vaterlande den Glanz des Lebens geopfert.

Ein rastloses Streben im Dienste der Wissenschaft und zum Wohle des Vaterlandes und der Menschheit: das ist Hallers ernste Ermahnung und das sei heute unser Gelübde!

St. Gallen und Bern, Dezember 1877.

Im Namen

des ärztlichen Centralvereins
der Schweiz
und der Société médicale
de la Suisse romande,

der medizinisch-chirurgischen
Gesellschaft des Kantons Bern,

der Präsident:
Doct. Sonderegger.

der Präsident:
Doct. Joh. Rud. Schneider.

die Mitglieder des Comites:
Dr. Alb. Burckhardt-Merian, Basel.
Dr. Jakob Kummer, Wangen.
Dr. Alf. Steiger, Luzern.
Dr. Zehnder, Zürich.
Dr. de la Harpe, Lausanne.
Dr. Dunant, Genève.

die Mitglieder des Comites:
Dr. Th. Kocher.
Dr. H. Quincke.
Dr. A. Wyttenbach.
Dr. Ad. Ziegler..

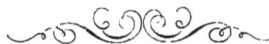

Ueber Sehnenreflexe

von

Dr. G. Burckhardt,

II. Arzt der Irrenanstalt Waldau,
Docent für Psychiatrie und Nervenkrankheiten
an der Universität Bern.

I.

Einleitung.

Im fünften Bande des Archives für Psychiatrie und Nervenkrankheiten, somit vor ungefähr zwei Jahren, erschienen zwei Arbeiten, unmittelbar sich folgend, welche dasselbe Thema behandelten. Die erste: „Ueber Sehnenreflexe bei Gesunden und bei Rückenmarkskranken", (pag. 792 ff.) stammt von Prof. W. Erb, die zweite: „Ueber einige Bewegungserscheinungen an gelähmten Gliedern" (pag. 803 ff.) von C. Westphal.

Schon dieser Umstand, mehr aber noch das Ansehen, welches beide Autoren, und mit allem Rechte, als zu den hervorragendsten Neuropathologen gehörend, geniessen, endlich die Beziehung, welche der Gegenstand von vorneherein zur Pathologie besass, mussten sofort das Interesse der Fachgenossen aufs Lebhafteste anregen.

Es ist desshalb wohl am Platze, die Phänomene, um welche es sich handelt, kurz zu bezeichnen.

Erb heist sie im Hinblick auf ihre Bedeutung „Sehnenreflexe" und „Reflexclonus", Westphal nach ihren besten Fundorten, „Unterschenkel- und Fussphänomen", Betonus in seiner «*Étude sur le tabes dorsal spasmodique*» Paris 1876, rein symptomisch: «Trépidation provoquée,» während sie Joffroy, Gaz. médic. Paris 1875, «trépidation épileptoide» nennt. Er folgt darin der Ausdrucksweise von Charcot[*] und Brown-Séquard, welcher einen Theil der uns beschäftigenden Phänomene, vielleicht auch noch andere, nur nahe verwandte, aber nicht identische, unter dem Ausdruck «Epilepsie spinale» zusammenfasste. Lewinski endlich „Ueber sogenannte Sehnenreflexe und Spinalepilepsie", Arch. für Psych. u. Nervenkrankheiten Bd. VII, pag. 327—339, bedient sich beider Ausdrücke, um die Verschiedenheit der Phänomene anzudeuten.

Diese selbst sind nun folgende:

Führt man mit dem Ulnarrande der Hand, mit dem Percussionshammer, dem scharfen Rande des Stethoscopes u. A. m. auf die Patellarsehne einen kurzen, leichtern oder stärkern Schlag, so contrahirt sich der Quadriceps. Am leichtesten erzeugt

---

[*] Klinische Vorträge üb. d. Krankht. d. Nervensystems, übers. von Fetzer. Stuttgart 1874, pag. 254.

7

sich dieses „Unterschenkelphänomen" (Westphal), dieser „Sehnenreflex" (Erb), wenn das betreffende Bein über das andere geschlagen, wie man im Sitzen zu thun pflegt, und zwar so, dass die Kniekehle des obern auf der Kniespitze des untern ruht.. Dann wird der Fuss, indem sich der Sehnenreflex auslöst, mehr oder weniger kräftig nach vorn geschleudert, um eben so rasch, wie es sich erhob, zurückzufallen, und schliesslich noch einigemal auf- und niederzuschwingen.

Das Phänomen lässt sich vielmal hintereinander wiederholen, schien mir aber öfters an Intensität abzunehmen, um nach einer kurzen Pause wie zu Anfang, und selbst verstärkt, wiederzukehren.

Am schönsten oder überhaupt nur dann wird das Phänomen erregt, wenn die Sehne da getroffen wird, wo sie sich von der Patella zur tuberositas tibiæ hinüberbrückt. Wird die Sehne oberhalb der Patella getroffen, so erscheint es viel schwächer oder gar nicht, und die Patella selbst ergibt keine Reaction.

Der Reflex wird dadurch begünstigt, dass die Sehne passiv gedehnt, aber nicht durch active Muskelcontraction straff gespannt ist. Im ersten Falle wird der Schlag, der sie trifft, ihre Dehnung plötzlich erhöhen, im zweiten dagegen prallt er wirkungslos ab.

Wie von der Patellarsehne der Quadriceps, so lassen sich viele andere Muskeln von ihren Sehnen aus zur Contraction bringen, Erb, Westphal und Lewinski führen folgende an: Biceps femoris, Adductoren, Triceps surae, Tibial. anticus und posticus, Extensor und Flexor carpi radiales, Supin. longus, Biceps und Triceps brachii, Deltoides, und es liesse sich diese Zahl wohl noch vermehren. Ueberall aber tritt das Phänomen leichter ein, wenn die Sehne gedehnt ist, während sie geklopft wird.

Dass der ganze Vorgang auf einer plötzlichen Dehnung der Sehne beruht, geht aus dem „Fussphänomen "Westphal's, dem „Reflexclonus" Erb's und der zum Theil hieher gehörenden „Epilepsie spinale" hervor.

Fasst man nämlich den Vorderfuss mit der vollen Hand, beugt ihn mit raschen Rucke dorsal, und hält ihn also fest, so contrahirt sich der Triceps surae in klonischen erst kräftigen, dann schwächern Stössen, der drückenden Hand entgegen. Sobald aber diese nachlässt, so hört die Clonus gewöhnlich auf, hie und da zitterte er noch nach.

In gleicher Weise hat auch Westphal den Patellarsehnenreflex dadurch zu Stande gebracht, dass er den Unterschenkel rasch passiv beugte.

Die einfache Contraction des Sehnenreflexes steigert sich nach Erb und Westphal desswegen zu einem Clonus, weil sich die Hand und der gedehnte Triceps abwechselnd in Druck und Gegendruck zu erneuten Impulsen anregen.

Es scheint übrigens, dass auch die Bewegung eines Muskels selbst eine Gegenbewegung der Antagonisten anregen und so klonischen Wechsel der Contractionen hervorrufen kann. Westphal gibt an (l. c. 818, Anmerkg.), dass die Percussion der Peronäussehne nicht nur die entsprechende Bewegung der Abduction, sondern auch die der Adduction auslöse, und Lewinski theilt Analoges von den Sehnen des Hand- und Fingerbeuger mit.

Daselbe Phänomen lässt sich nach neuern Angaben von Erb: „Ueber die spastische Spinalparalyse" (Virch. Arch., Bd. 70) auch als Fernewirkung in der Weise produciren, dass nicht die Sehne selbst, sondern der Knochen percuttirt wird, woran sie sich setzt. So erzeugt sich die Contraction des Biceps brachii vom untern Radiusende aus, die des Triceps vom untern Ulnarende, des Deltoides von der Spina Scapulae, des Pectoralis vom Sternum, die des Adductor fem. magnus vom Condylus internus fem. aus. Ja sogar, wenn noch weiter entfernte Knochen angeschlagen werden, sollen sich einzelne Muskeln contrahiren. So bestehe eine Beziehung zwischen dem untern Ulnarende und der hintern Portion des Deltoides, zwischen der Halswirbelsäule und dem Deltoides. Und Westphal berichtet (l. c. pag. 826. Anmerkg), dass bei einer an Hemiplegia dextra mit Aphasie leidenden Frau ein mässiges Percuttiren der linken obern Rippen und der linken Clavikel genügte, um starke Contractionen im rechten Deltoides, Biceps und Supinat. longus hervorzubringen, Contractionen, die stärker wurden, wenn die Percussion sich der rechten Seite näherte, am stärksten aber, und wieder in allen Muskeln zugleich erschienen, wenn eine der Sehnen direkt percuttirt wurde. Dagegen hatte die Percussion der kranken Seite keine Muskelbewegungen der gesunden zur Folge. Auch Lewinski führt an, dass sich die bespr. Bewegungen nicht nur auf die Antagonisten, sondern auch auf weiter entfernte Muskeln ausbreiten.

Ferner erscheint das Phänomen, wenn Fascien statt der Sehnen geklopft werden. Nach Erb contrahiren sich die Adductoren, wenn die fascia lumbodorsalis percuttirt, und nach Joffroy die Glutaei, wenn die Gesässgegend gekneipt wird (Phénomène de la hauche).

Ob nun alle, der unter dem Namen der Sehnenreflexe beschriebenen Phänomene auf die nämliche Stufe zu stellen sind, und den Patellarsehnenreflexen analog verlaufen, ist indessen mindestens zweifelhaft.

Wenn man die Sache nicht unnöthig verwirren will, so sollte man nur diejenigen Bewegungen mit dem Namen Sehnenreflex und dessen Synonymen bezeichnen, welche unzweifelhaft einer Sehnenreizung ihren Ursprung verdanken, und nicht jedes tonische oder klonische Muskelspiel, das den Sehenreflexen mehr oder minder ähnlich sieht.

Es ist schon fraglich, ob der Reflexclonus des Quadriceps hichergehört, den Erb erzeugte, indem er mit beiden Händen die Patella rasch abwärts drückte und so fixirte. Es ist möglich, dass die obere Patellarsehne den Reflex erzeugte, es ist aber auch directe Muskelreizung nicht ausgeschlossen, denn dass eine solche mechanisch zu erzeugen ist, ist bekannt.

Aber auch die Fernewirkungen, die ausgebreiteten Schnenreflexe, sollte man vorsichtiger taxiren. Es ist möglich, dass die Bicepssehne den Reiz aufnimmt, wenn das untere Radiusende geklopft wird, und dass keine Bewegung erfolgen würde, wenn sie sich ganz indifferent verhielte. Aber es ist auch möglich, dass der Vorgang ganz anders zusammenhängt. Und ebenso wenig ist es bisher bewiesen worden, dass ein multimuskulärer Sehnenreflex dasselbe sei, was ein unimuskulärer.

Endlich sollte man, was irgendwie von der Haut aus auf die Muskeln reflectirt wird, unter der Rubrik „Haut etc., reflexe" belassen, sie aber aus der Rubrik „Sehnenreflexe" streichen. Es ist absolut unstatthaft eine Bewegung, die in Folge eines Sehnenschlages entsteht, mit einer solchen, wenn auch des gleichen Muskels zu identificiren, die einem Hautreize folgt. Daraus kann nur eine Verwirrung der Begriffe entstehen. Mit Recht haben mehrere Autoren den Ausdruck Epilepsie spinale, resp. dessen in unsrer Sache gefährliche Verwerthung betont. Viele ihrer Erscheinungen gehören den Hautreflexen an, d. h. der Frage: Wie verlaufen Hautreflexe, wenn das Rückenmark vom Gehirn getrennt ist?, eine Frage, deren Beantwortung uns jedenfalls nur über den Mechanismus bestimmter pathologischer Vorgänge, keinesfalls aber über den normalen Gang der Hautreflexe aufklären würde.

II.

Vorkommen.

Die Sehnenreflexe lassen sich theilweise am Gesunden hervorbringen, am leichtesten und allgemeinsten die Patellarsehnenreflexe. Es gibt Leute, an welchen ein leichter Schlag eine sehr kräftige Bewegung auflöst, andre dagegen, welche nur schwach reagiren. Den Reflexclonus dagegen am Gesunden zu erzeugen, gelang mir bisher so wenig, als andern Forschern.

Nächst dem Knie ist es der Ellenbogen, wo von der Triceps- und Bicepssehne am Gesunden Muskelbewegungen zu erhalten sind, aber nicht constant.

Dies genügt indess, um festzustellen, dass es sich in den Sehnenreflexen nicht um ein reines Krankheitssymptom handelt, sondern zunächst um einen physiologischen Vorgang. Als solchem kommen ihm gewisse Eigenschaften zu, welche auch von den gen. Autoren übereinstimmend erkannt und beschrieben wurden.

Der Sehnenreflex erscheint « blitzartig », d. h. sehr rasch nach dem Schlag und verläuft ebenso rasch. Er ist durch den Willen kaum oder nicht zu unterdrücken. Man kann wohl z. B. die Unterschenkelbeuger so weit contrahiren, dass der Sehnenreflex des Quadriceps den Fuss wenig bewegt, aber die auf den Streckmuskeln liegende Hand spürt dessen Contraction doch.

Wird das Phänomen einige Male hintereinander ausgelöst, so entsteht (Erb) in der Sehne ein eigenthümlich juckendes Gefühl. An mir selbst bleibt es nicht auf die Sehne beschränkt, sondern verbreitet sich auf den ganzen Quadriceps und wird bald unangenehm spannend. Besonders widerwärtig ist mir, dass ich, wie Westphal, keine Gewalt darüber habe.

Allerdings wissen wir noch sehr wenig Bestimmtes, wie viel Gewalt wir über andre Reflexe, z. B. der Haut und der Schleimhäute, besitzen, inwieweit wir sie durch den Willen, oder mit welchen Mitteln wir sie unterdrücken oder hemmen können. Aber oberflächlich betrachtet, und der allgemeinen Annahme zufolge können wir z. B. eine Abwehrbewegung hemmen, die sonst nothwendig einem Hautreize zu folgen hätte, und das gelingt in den Sehnenreflexen schwer oder nicht.

Die Sehnenreflexe gehen auch sonst mit den Hautreflexen nicht parallel. Reizbare Haut lässt nicht auch auf reizbare Sehnen schliessen, gesteigerte Hautreflexe nicht auf gesteigerte Sehnenreflexe, und umgekehrt.

Alle diese Eigenschaften treten besonders deutlich hervor, wenn die Sehnenreflexe krankhaft erhöht sind. Diess kommt in einer Anzahl von Gehirn- und Rückenmarkkrankheiten vor, nämlich bei Hirntumoren, Hirnblutungen, besonders veralteten Hemiplegien, in der Myelitis ex compressione, der Myelitis transversa, der Sclerosis disseminata, der Hysterie, besonders in der hysterischen Contractur. Alle diese Fälle haben nach Charcot das Gemeinsame, dass die Seitenstränge strecken- oder fleckenweise entartet sind. Am schönsten sind desshalb die Sehnenreflexe in einer Krankheit ausgebildet, die primär gerade die Seitenstränge angreifen soll, nämlich der sog. primären Seitenstrangsclerose (O. Berger), der Paralysis spinalis spastica (Erb). Es fehlt zwar dieser erst kürzlich aus der Tabesgruppe abgeschiedenen Krankheitsform noch der anatomische Nachweis, doch darf, wie Erb angibt, mit hoher Wahrscheinlichkeit der causale Zusammenhang vermuthet werden. Für diese Krankheitsform sollen die Sehnenreflexe, resp. deren abnorme Höhe geradezu pathognomonisch sein, ja deren Diagnose auch in frühen Stadien ermöglichen. Wie wichtig diess in einer Krankheit ist, der wir in ihrer vollen Ausbildung wenig mehr anhaben können, leuchtet ohne Weiteres ein. Gleichwohl dürfte es am Platze sein, nicht nur an Sclerosen, sondern gelegentlich auch an weniger irreparable Veränderungen der Seitenstränge zu denken. Meine Untersuchungen wenigstens, die ich an drei Fällen von Melancholie gemacht habe, weisen auch darauf hin. Denn einer ist seither völlig hergestellt, und der zweite ist in Reconvalescenz, ohne dass anderweitge Symptome einer Sclerose zum Vorschein gekommen wären; der dritte wurde gebessert aus der Anstalt genommen. In einem characterischen Falle von Dementia paralytica ist dagegen secundäre Seitenstrangdegeneration sehr wahrscheinlich, in einem andern von Dementia alcoholica eines jungen Burschen dagegen nicht, und doch sind dessen Sehnenreflexe sehr ausgebildet. Dann habe ich noch einen Fall von ziemlich fortgeschrittener Paralysis spinal. spastica, und einen Fall von Hemiplegia spastica untersucht, die beide sehr starke Sehnenreflexe besitzen, und endlich zwei Gesunde, nämlich einen gesunden Wärter und unsern Herrn Assistenzarzt Surbeck, dem ich für seine thätige Mithülfe überhaupt meinen besten Dank ausspreche.

Nach übereinstimmenden Angaben fehlen die Sehnenreflexe der Tabes vollständig, wenn nämlich das Lumbarmark ergriffen ist. Ich kann diess auch an einem exquisiten Falle, den wir in der Anstalt haben, bestätigen. An einem andern dagegen, den ich ambulant behandle, der nicht hochgradige, aber doch sehr deutliche Ataxie der Beine und Arme zeigt, wo aber allerdings wahrscheinlich ist, dass die Sclerose sich nicht auf die Hinterstränge beschränkt, sind sie ziemlich ausgebildet.

Sie fehlen ferner überall da, wo atrophische Processe die Muskelsubstanz befallen, wo die electrischen Reactionen wesentlich geschädigt sind, in den protopathischen, wie den deuteropathischen Muskelatrophieen (Charcot).

III.

Rückblicke.

Es ist nicht nur die unmittelbare praktische Bedeutung, welche den Sehnenreflexen sofort ein allgemeines Interesse verschafft hat, sondern auch die Thatsache, dass eine Frage in erneutem Gewande wieder aufersteht, die man schon längstens begraben wähnte.

Das ist zwar nichts Neues: In ewiger Bewegung tauchen die Probleme der Wissenschaft auf und nieder und jedes Zeitalter hebt das über die Oberfläche empor, was ihm als das Bedeutenste erscheint.

So hatte die Zeit Hallers die Sehnenfrage emporgehoben, und mit allen ihr zu Gebote stehenden Hilfsmitteln zergliedert. Dass sich Haller selbst sehr einlässlich an der Diskussion betheiligte, ist schon a priori zu erwarten und seine Abhandlung, die er der Anatomie und Physiologie der Sehnen, als einem Theile der Nervenlehre, im 4. Bande seiner *Elementa physiologiæ* widmete, bezeugen es, wie wichtig ihm selbst die Sache erschien.

Freilich stand damals die Frage ganz anders als heutzutage. Es galt noch die Galen'sche Ansicht *), dass die Sehne aus Nerv und Bandmasse zusammen bestehe, dass sie das nervöse Ende des Muskels darstelle, gleichsam der in Nerv umgewandelter Muskel, der den Knochen zu bewegen habe. Desswegen fehle auch einem Muskel die Sehne, der z. B. wie die Zunge, keine gelenkbildenden Knochen habe, woran er sich inserirt.

„Da überdiess, sagt Haller, durch die Nachbarschaft und die Aehnlichkeit der Nerven und Sehnen es leicht geschehen konnte, dass die Symptome der Nervenverletzungen den Sehnen zugeschrieben wurden, so ist es erklärlich, wie alle medizinischen Schriftsteller, unisono, die Sehnen zu den fein fühlenden Körpertheilen rechneten, und deren Wunden zu den gefährlichsten, so dass die Chirurgen als deren unausbleibliche Folgen heftige Schmerzen, Krämpfe, ja selbst Todesfälle erwarteten."

„Doch gab es hie und da auch Chirurgen, welche die Natur selbst zu beobachten und, wenn sie gegen die Schule sprach, auch zu hören pflegten."

Haller scheint letzterer Categorie von Chirurgen angehört zu haben. Wenigstens erzählt er selbst, wann und wie ihm zum ersten Male gegründete Zweifel an der Schuldoctrin aufgestiegen sind.

Der erste Band seiner *Opera minora*, Lausanne 1768, enthält zum Beginne der zweiten Abtheilung die „experimenta ad tendinum insensilitatem". Die 6 letzten betreffen Beobachtungen am Menschen, welche ihm und Freunden ein glücklicher Zufall in die Hand spielte. Exp. 32 berichtet nun, dass im Mai 1748 einem Studenten "ense" die Radialarterie durchgehauen wurde. Eine lebensgefährliche Blutung erfolgte. Der anwesende Chirurg (offenbar ein noch ungeübter „Paukdoctor") versuchte das Blut mit heissem Terpentilöl zu stillen, musste aber wegen zu heftiger Schmerzen, die er dem Patienten verursachte, davon abstehen. In der Wunde lag die Sehne des Supinator longus bloss, und diese empfand weder das heisse Oel, noch die eingeführte Charpie, noch die Sonde des Chirurgen. Der Kranke genas, als ihm, wohl auf den Rath Haller's, oberhalb der Wunde die Arterie unterbunden wurde, und Haller trug den Zweifel mit nach Hause, dass die Sehnen empfinden.

Zwei Jahre später begann er eine Serie von Thierversuchen, die dasselbe Resultat ergaben, dass nämlich breite, aponeurotische, wie strangartige Sehnen geklopft, gekneipt, zerrissen, geätzt, kurz auf alle mögliche Weise können misshandelt werden, ohne dass das Versuchsthier schreit. Haller geht dann im Detail nicht nur alle Autoren, sondern auch viele Experimente durch, deren Zeugniss für oder gegen die Sehnenempfindlichkeit sprachen.

---

*) Vgl. Fr. Falk, Galens Lehre etc. Leipzig 1871.

Nicht minder berücksichtigt er aber die anatomischen Argumente. „Wenn die Sehnen fühlen sollten, so müssten sie auch Nerven haben", ist sein Postulat. Nun lehrten ihn seine eigenen Forschungen allerdings, dass Nervenfäden an der Oberfläche der Sehnen, auch in den Sehnenscheiden verlaufen, aber im eigentlichen Gefüge sah Haller keine, und was andere als Sehnennerven ausgaben, habe sich als Täuschung herausgestellt.

Endlich sind es die Gesetze der Zweckmässigkeit und der Analogie, welche den Sehnen alle Sensibilität absprechen. Denn wenn die Sehnen sehr sensibel wären, so wäre es, sagt Haller, doch recht unzweckmässig von der Natur gehandelt, sie in den Füssen der Vögel so oft verknöchern zu lassen. Und angenommen, die Sehnen enthielten kleine, mit den damaligen Hilfsmitteln, auch dem Sonnenmikroscope, nicht nachzuweisende Nervchen, was könnten diese für die Sensibilität leisten, wenn die grossen Unterleibsgeflechte nicht einmal dem Darm eine gehörige Empfindlichkeit zu verschaffen vermögen?

Haller kommt in der Vorrede des 8. Bandes seiner *Elementa* noch einmal auf die Frage des Sehnengefühls zurück. Ohne neue Argumente beizubringen, gruppirt er dessen Freunde und Feinde neben einander.

Wenn es uns heutzutage scheinen möchte, es sei wohl viel Aufhebens um diese einfache Sache, so müssen wir nicht vergessen, dass es sich dabei um zwei sehr wichtige Probleme handelte. Einmal darum, auf welche Weise dem Muskel seine Erregung zugeführt wird, ob durch die nervöse Sehne oder nicht. Der Bell'sche Lehrsatz existirte damals noch nicht. Man war durchaus im Unklaren, welche Wege die sensiblen und motorischen Impulse gehen und Haller suchte selbst aus den Theilungswinkeln zu erschliessen, ob die Nerven vom oder zum Gehirn gehen. (El. Bd. IV. 197 ff.)

Kein Wunder also, wenn man am Galen'schen Satze festhielt und von den nervenähnlichen Sehnen glaubte, dass sie, ohnediess mit ihnen innig zusammenhängend, den Muskeln den motorischen Impuls ertheilen.

Und dann hing die Frage des Sehnengefühls auf's Innigste mit der der Sensibilität anderer Bindegewebsorgane, besonders der Dura mater zusammen, und durch sie verknüpfte sich jenes Problem mit dem der psychischen Funktionen des Gehirns und seiner Häute. Indem Haller den Sehnen jegliche Empfindung, d. h. jeden Nervengehalt absprach, lenkte er die centripetalen und centrifugalen Impulse der Peripherie in die Nervenstämme zurück, und indem er die Dura mater für unempfindlich erklärte, entkleidete er sie aller nervösen Funktionen und setzte das Gehirn in seine Rechte ein.

Somit bildete die allerdings sehr ausführliche Beantwortung der Frage, num tendines sensiles, eine der Grundlagen seiner weitern Nerven- und Muskelphysiologie.

Von seiner Zeit weg hielt man die Sehnen allgemein für gefässarme und nervenlose Stränge, ein passives Mittelglied zwischen Muskel und Knochen, allen Einwirkungen lange widerstehend, von minimer und träger Reaction, desswegen ein beliebtes Operationsfeld der Chirurgen und Ophthalmologen und auch für jene nur von weiterm Interesse, wenn es sich um die Fragen der Wiedervereinigung, der Entzündung, des brandigen Abstossens u. s. w. handelte. Welche Stellung würde Haller wohl zu der hundert Jahre nach seinem Tode neu aufgetauchten Frage der Sehnensensibilität nehmen?

IV.

Die Bedeutung der Sehnenreflexe.

Die erste Frage, welche sich Erb und Westphal vorlegten, war: Wer regt die Bewegung des sog. Sehnenreflexes an? Ist es die Haut, das Gelenk, das Periost oder ist es wirklich die Sehne?

Der Umstand, dass die Sehnenreflexe nur von ganz bestimmten Stellen auszulösen sind und von andern dicht daneben gelegenen nicht, dass dagegen von der Haut der reflexogenen Zone keine nur auf den zugehörigen Muskel beschränkten Sehnenreflexe auszulösen sind, wenn sie isolirt, z. B. electrisch gereizt wird, dass umgekehrt die Sehnenreflexe nicht ausbleiben, wenn die Haut local anästhesirt wird, und endlich die der Pathologie entnommene Beobachtung, dass Haut und Sehnenreflexe nicht parallel mit einander steigen und fallen, liessen mit grosser Wahrscheinlichkeit die Haut aus dem Bewegungscyclus ausscheiden. Der vollgiltige Beweis wird aber dadurch geleistet, dass die Sehnenreflexe fortbestehen, wenn die Haut entfernt und die Patellarsehne z. B. direct beklopft wird. Solche Versuche sind von Andern angestellt und von mir mit dem nämlichen Resultat wiederholt worden. In gleicher Weise lässt sich zeigen, dass weder die Gelenke noch deren Bänder den Reiz aufnehmen, denn man mag das Gelenk treffen wo man sonst will, Sehnenreflexe entstehen, so viel man bisher weiss, nicht. Das Gleiche gilt von Perioste, wiewohl es nicht absolut ausgeschlossen ist, dass es bei der oben benannten indirecten Percussion und vielleicht noch sonst wie eine Rolle spielt. Nach der übereinstimmenden Ansicht der Autoren sind es demnach die Sehnen, welche durch die Percussion erregt werden. Sie werden es aber nur durch den Schlag, resp. durch die Dehnung. Electrische und chemische Reizung der Sehne bleiben erfolglos, darin ändern sich die Versuchsergebnisse Haller's nicht. Anderseits sind neuestens in den Sehnen Nerven gefunden worden.

Sachs *) untsrsuchte an Fröschen, Salamandern, Vögeln, Mäusen, besonders nach der Gerlach'schen Methode und fand, dass die Sehnen vom Knochen- oder Muskelende her Nervenfasern erhalten. Diese Fasern, die auch vom Muskelnerven unabhängig sein können, enden entweder in der Zwischensubstanz als rundliche Platten, die ein Gewirr feinster Fäserchen enthalten, und als zugespitzte, blasse Aestchen, oder in der Sehnensubstanz als sog. Endkolben. Sachs sieht sie für sensibel an, bestimmt, den Spannungsgrad der Sehne anzuzeigen.

Rollet **) untersuchte die Sehne des Sternoradialis des Frosches. Ein Nervenstämmchen tritt vom Knochenende in die Sehne ein, geht aber nicht über die Mitte der Sehne hinaus. Es zerfällt in Büschel, an deren Faserenden sog. «Endschollen» liegen, kernhaltige oder körnige Gebilde, wahrscheinlich je nach ihrem Thätigkeitszustande. Ihre Funktion erschien Rollet unklar. Er vermochte nicht Reflexe von ihnen auszulösen. Sie sind weder vasomotorisch, noch haben sie mit dem Begattungsreflex zu thun, denn das Weibchen besitzt sie wie das Männchen.

---

*) Archiv v. Dubois und Reichert 1775. 498—16.
**) Sitzungsbericht d. Wiener Akad. Bd. 73. III. Abthlg. Jan. 1875.

Endlich fand Rauber *) in den Schnenscheiden modifizirte Vater'sche Körperchen, «Synovialkolben», von 0,10—0,08ᵐᵐ Durchmesser, welche, wie er annimmt, dem Muskelsinne dienen.

Diese Befunde räumen von anatomischer Seite die Hindernisse weg, die sich einer sensibeln Erregung der Sehnen entgegenstellen. Aber schon ehe sie publicirt waren, erklärte Erb die besprochenen Phänomene für Reflexe. In seiner zweiteitirten Publication (pag. 36 S-A.) hält er es für bewiesen, dass es sich um reflectorische Vorgänge handle und zwar in der Weise, dass in der grauen Substanz des Rückenmarkes sensible Sehnenerregung als Refleximpuls in die motorische Bahn des zugehörigen Muskels übergeleitet wird. Der Sehnenreflex liefe also ganz nach dem Paradigma andrer, z. B. der Hautreflexe, ab. Denn diese denkt man sich ja ebenfalls, wenigstens für den Körper, durch das Rückenmark vermittelt.

Westphal erörtert hingegen die Frage, ob es sich nicht um eine directe Muskelbewegung handle, so nämlich, dass die mechanische Erschütterung des Schlages sich als Reiz auf den Muskel fortpflanze und ihn zur Contraction anrege, wie es eben die directe Percussion gelegentlich auch thue. Der Sehnenschlag hätte dabei den Vortheil, den Querschnitt sämmtlicher Fasern zu treffen; überdiess kämen ihm die Spannung (resp. Dehnung) der percuttirten Sehne zu Gute, indem dieselbe den Schlag besonders leicht fortleiten könnte. Auch das oben angeführte Phänomen der indirecten, entfernten Percussion führte Westphal auf mschanische Reizung zuciick, nur hätte sich die Erschütterung des Schlages weiter auszubreiten.

Um die reflectorische Natur der Sehnenreflexe zu prüfen, haben, von Erb veranlasst, Fr. Schulze und P. Fürbringer **) eine Anzahl Experimente am Kaninchen unternommen. Sie beobachteten Folgendes: Der Patellarsehnenreflex erscheint nicht nur im zugehörigen Quadrieps, sondern auch in dem des andern Beines und breitet sich, wenn das Dorsalmark durchschnitten wird, weiters auf die Dorsalflexoren der geklopften Seite und auf die Adductoren beider Seiten aus. Er bleibt aber in allen Muskeln aus, deren motorischer Nerv durchnitten wird, während die directe Muskelerregung fortfährt, mit Bewegung beantwortet zu werden.

Er bleibt bestehen, wenn der Muskel von der Sehne abgetrennt, aus seinen Verbindungen gelöst und leicht angespannt frei herausgehalten wird, während man den Sehnenstumpf percuttirt.

Die Verfasser schliessen aus ihren Experimenten, 1) dass es sich bei den in Frage stehenden Phänomenen nicht um mechanische, durch die Sehne direct vermittelte Muskelcontractionen handeln kann; 2) dass dieselben vielmehr auf einem durch mechanische Reizung der Sehne, von dieser auslösbaren Reflexmechanismus beruhen, dessen Reflexbögen für die untern Extremitäten in den untern Abschnitten des Rückenmarks gelegen sind; 3) dass von Hautreflexen im Sinne Joffroy's nicht die Rede sein kann.

Damit nun scheint es entschieden, dass die Sehnenreflexe gewöhnliche Rückenmarksreflexe sind, wie es Erb von Anfang an als wahrscheinlich hingestellt hatte.

*) Sitzungsbericht der naturforschenden Gesellschaft in Leipzig. 1875. Vergl. Jahresbericht der Anat. und Phys. pro 1876, von Schwalbe.

**) Experimentelles über Sehnenreflexe. Centralblatt f. med. Wissenschaften. 1875. Nr. 54.

15

V.

Eigene Untersuchungen am Menschen.

Die allgemein übliche Methode', Reflexvorgänge zu prüfen uud zu erfahren, wo sie sich auslösen, besteht darin, dass man per exclusionem verfährt. Man schneidet, stricte sic dictum, dem Reflexvorgang alle Wege ab, bis auf den letzten, und der letzte, der übrig bleibt, das ist dann der wahre, der normale Weg. Ich spreche hier, wohlverstanden, nicht von automatischen Centren, sondern nur von den sogenannten reflexvermittelnden Nervenparthien, die jedoch durchaus nicht auf diese Funktion beschränkt zu sein brauchen.

Mit wenigen Ausnahmen benutzen alle Forscher, die sich mit der Untersuchung reflectorischer Vorgänge beschäftigen, diese Methode. Um die Reflexe der untern Extremitäten zu studiren, durchschneidet man z. B. den Dorsaltheil des Markes, für die der obern Extremitäten den Cervicaltheil, wobei man dann mit künstlicher Respiration nachhelfen muss. Oder man geht noch weiter ins Gehirn und zerstört diese oder jene Parthie, oder es werden wenigstens periphere Nervenstämme ausgeschaltet. Aber immer und immer wird eine gewisse Quote Nervenmasse zerstört. Und doch ist es, wenn man sich die Sache ruhig überlegt und die Tradition bei Seite lässt, eigentlich sonderbar, dass man sich ein Organ ganz oder theilweise verstümmelt, wenn man seine Funktion studiren will.

Das will nicht sagen, dass die berügte Schnittmethode überhaupt nichts tauge. Sie hat gewiss ihre Berechtigung, so gut als andere Methoden auch. Aber die allein massgebende oder dominirende soll sie nicht mehr sein. Sie muss ihre Indicationen ganz entschieden einschränken und nach denen anderer Methoden richten.

Mit den Täuschungen, welche die Schnittversuche schon am einzelnen Individuum nach sich ziehen, hängen noch andere zusammen. Denn nur zu leicht werden die Resultate der Schnittversuche verschiedener Thierklassen identifizirt, oder gar ohne Weiteres von einer Thierklasse auf die andere übertragen. Und doch sollte man daran zweifeln dürfen, dass das, was am Frosche gefunden wird, a fortiori für den Menschen gilt.

Zudem berücksichtigt man zu wenig, dass ein Schnitt nicht nur eine Continuitätstrennung, sondern auch ein Reizmittel gewisser Nervenparthien ist und zwar einiger mehr als anderer, dass demnach die Wirkung eines Schnittes eine sehr complicirte sein kann. Erst in neuester Zeit ist man durch die Strassburger, Bonner und Leipziger Arbeiten recht darauf aufmerksam geworden. Die Frucht dieser Erkenntniss sind auch mehrere bedeutende Arbeiten, z. B. die von G o l t z, F r e u s b e r g und G e r g e n s über gefässerweiternde Nerven *) von O s t r o u m o f f, über die Hemmungsnerven der Hautgefässe **) u. A. m.

Der Weg, welcher mir die angegebenen Mängel zu beseitigen und desswegen die Schnittmethode auf das Beste zu ergänzen, gelegentlich auch zu ersetzen scheint, ist

---

*) Pflügers Archiv. Bd. XI.
**) Pflügers Arch. Bd. XII.

die Methode der Zeitbestimmung. Sie geht vom Grundsatze aus, dass jede Nerven-funktion eine gewisse Zeit gebraucht. Kennt man diese Zeit, so hat man ein höchst werthvolles Maass in der Hand, das auf den zurückgelegten Weg weist. Denn, caeteris paribus, werden gleiche Bahnen in gleichen Zeiten durchlaufen werden und ungleiche Zeiten lassen daher auf ungleiche Bahnen schliessen. Nun scheint sich zwar die Sache dadurch zu compliciren, dass die Bahnen durchaus nicht von Anfang bis zu Ende gleichartig sind. Einige Strecken von geringer räumlicher Ausdehnung verbrauchen mehr Zeit als andere von viel grösserer. Das ist eine Kenntniss, die man seit den ersten zeitmessenden Versuchen von H e l m h o l t z *) hat. „Der Unterschied zwischen dem Eintritt durch Reizung des Hüftnerven direct erregter und reflectirter Zuckungen pflegt $^1/_{30}$ bis $^1/_{10}$ Sekunde und mehr zu betragen, so dass auch bei den scheinbar blitzschnell eintretenden Strychninreflexen die Uebertragung der Reizung im Rückenmark eine mehr als 12 mal so grosse Zeit in Anspruch nimmt, als die Leitung in den betreffenden sensiblen und motorischen Nerven." Aber man bekommt gerade dadurch ein Mittel in die Hand, das summarische Resultat der Leitungszeit in seine Componenten zu zerlegen. Diese Prophezeiung von H e l m h o l t z hat sich zwar erst zum kleinsten Theil erfüllt. Denn nur wenige Arbeiter sind bisher H e l m h o l t z auf diesem Wege gefolgt, nur wenige haben durch dieses Mittel der Leitungszeiten die Mechanik des Rückenmarks, speziell die Leitungswege, zu erkennen versucht. Unter den neuesten nenne ich W u n d t **). Er untersuchte die Reflexzeit des Frosches, d. h. die im Centrum verbrauchte Zeit, und fand sie annähernd constant 0,008 — 0,015 Sekunden.

Die Leitungszeit, die ich beim Pat. Fischer ***) gefunden, beträgt 0,285". Pat. hatte eine völlige Queertrennung des Rückenmarkes oberhalb der Lendenanschwellung er-litten. Ziehe ich von dieser Zahl die Summe der peripheren Leitungen und Latenz-zeiten mit circa 0,085" ab, so bleiben 0,200" = $^1/_5$ Sekunde für die Queerleitung des Rückenmarkes, eine verhältnissmässig grosse Zeit, jedenfalls eine viel grössere als die ganze psychomotorische von Ohr zu Fuss.

Es lag nun nahe, dass ich auch die Sehnenreflexe der Zeitmessung unterzog, um so näher, da die Bewegungen nach Angabe der Autoren dem Willen fast oder ganz entzogen sind, dieser also nicht störend eingreifen kann, und als zweitens die Ver-suche sehr leicht anzustellen sind.

Einige technische Bemerkungen muss ich voraus schicken. Für die Versuche am Menschen habe ich mich derselben Apparate bedient, wie ich sie l. c. beschrieben und seither in einer grossen Anzahl von Fällen fast unausgesetzt gebraucht habe. Auch das übrige Verfahren ist wesentlich dasselbe geblieben und ich verweise, um Wiederholungen zu vermeiden, eben dorthin. Bei den Kaninchenversuchen habe ich dagegen eine nicht unwichtige Neuerung angebracht, die ich nun überall verwenden werde, nämlich ein Pendel als Zeitmaass.

Es ist mir von mehreren Seiten der Einwurf gemacht worden, dass ich mich nicht auf den regelmässigen Gang des Uhrwerkes verlassen könne, welches die

---

*) Verhandlungen der könig. Acad. zu Berlin. 1854. pag. 332.
**) Untersuchungen zur Mechanik der Nerven und Nervencentren. II. Abthlg. Stuttg. 1876.
***) Physiologische Diagnostik. Leipzig 1875, pag. 272.

Trommel treibt, und dass somit in meiner Zeitbestimmung eine Fehlerquelle bestehe, deren Grösse mir unbekannt und jedenfalls veränderlich sei. Ich habe die Richtigkeit dieses Einwandes nie bestritten, ich habe sie im Gegentheil von vornherein anerkannt. Nur das habe ich jeweilen entgegnet, dass der Fehler nicht bedeutend sein könne, da mich unzählige Beobachtungen den Gang des Werkes hinreichend hatten kennen lernen. Immerhin ergriff ich gerne die Gelegenheit, diesen Einwurf zu beseitigen. Herr Prof. V a l e n t i n hatte die Güte, mir ein Pendel des physiologischen Instituts zu leihen. Dieses Pendel schlägt (geräuschlos) halbe Secunden. Vertical unter dem Aufhängpunkt befindet sich ein Quecksilbernäpfchen, das von der Platinspitze des Pendels gestreift wird. Dadurch liess ich einen Strom schliessen, der mit einem der Electromagneten verbunden, somit halbe Sekunden auf der Trommel markirte. Da ich die grosse Geschwindigkeit benützte, wo sich die Trommel in 0,5 Secd. einmal dreht, so erhielt jede Drehung ihren Punkt. Jede Unregelmässigkeit des Trommelganges musste somit ganz objectiv zu Tage treten und musste sich auch durch einfache Rechnung eliminiren lassen. Die sehr zahlreichen Beobachtungen ergeben nun übereinstimmend, dass sich die Trommel auserordentlich regelmässig dreht, und somit in den wenigsten Fällen eine Reduction der gefundenen Zeit nöthig wird. Zeigt z. B. die Pendelmarke, dass die Trommelperipherie 510 Milimeter, statt 500 in 0,50'' durchlaufen hat, was schon eine g a n z s e l t e n e Schwankung, so würde eine Grösse von 51 Mm. auf 50, eine solche von 5,1 Mm. auf 5 zu reduziren sein.

Da in den wenigsten Fällen eine solche Reduction irgend welchen Sinn oder practische Folge hat, so kann sie einfach vernachlässigt werden. Ich sehe mich desshalb nicht veranlasst auf frühere Angaben aus diesem Grunde zurückzukommen. Es ist das Pendel aber eine werthvolle Zeitersparniss. Ich brauche den Gang der Trommel nicht mehr nach dem Metronom oder der Sekundenuhr zu reguliren. Sobald sie ungefähr die gewünschte Geschwindigkeit hat, bekümmre ich mich nicht weiter darum, und lasse das Pendel seine Marken angeben.

Die Zeiten lassen sich leider nur für diejenigen Sehnenreflexe bestimmen, welche durch Schlag ausgelöst werden. Denn nur bei diesen ist es, soweit ich sehe, möglich, den Moment der Reizeinwirkung genau zu bestimmen. Ich musste desshalb auf die zeitliche Untersuchung des Reflexclonus verzichten. Für die andern hielt ich im Allgemeinen folgende Versuchsordnung inne. Der Mensch sitzt auf einem ziemlich niedern Lehnstuhl, das zu untersuchende Bein über das andre geschlagen. Auf die Haut des ligam. patell. inf. wird ein Stück Staniolpapier geklebt, mit eben solchem wird das Percussionsinstrument umwickelt. Sobald sich beide berühren, wird ein Stromkreis mit einem Electromagneten geschlossen, der den Moment des Schlusses auf der Trommel markirt. Der Aufnehmer sitzt auf dem Quadriceps, und vermittelt die Zeichnung in gewohnter Weise.

Zum Vergleich und um eine sichere Basis zu gewinnen, wurden in einigen Fällen die peripheren galvanischen Leitungen, Hautreflexe und spontane Leitungen vom Ohr zu Hand oder Bein, und endlich wurden auch verschiedene Punkte desselben Muskels aufgenommen.

Ich will nun zuerst einen Fall in extenso anführen und zwar die Paralysis spinalis spastica, von den übrigen bloss die Resultate.

Die Zahlen bedeuten, wenn nichts anders dabeisteht, Millisekunden; den detaillirt angeführten Beobachtungsreihen sind die Bogennummern beigesetzt.

Beobachtung I. Lehrerin, ca. 25 Jahre alt; die Krankheit begann allmälig vor ca. 5 Jahren. Die Gehfähigkeit war wegen „unüberwindlicher Steifigkeit" der Beine, Schwere und Müdigkeit u. s. w. fast erloschen, hob sich wieder soweit, dass Patient., am Stuhl sich haltend, oder an der Hand geführt, 50—100 Schritte machen kann. Sehnenreflexe und Reflexclonus sind hoch entwickelt.

a. S e h n e n r e f l e x e des Quadriceps sinister:

Nº 4247. — 49	4248. — 46	4249. — 40
35	49	45
45	55	40
36	45	52
40	45	45
40	45	
47	45	Mittel = 44 MS.
41	49	
39		

(Der Aufnehmer befindet sich 32 Ctm. oberhalb der Schlagstelle, „obere Stelle".)

Nº 4250. — 37	4251. — 45
41	44
44	46
	45
	45
	.45 Mittel = 43 MS.

(Der Aufnehmer befindet sich 13 Ctm. oberhalb der Schlagstelle, „untere Stelle".) *

b. G a l v a n i s c h e L e i t u n g.

1) des Peronæus sinister.

Der Aufnehmer nimmt die Contraction des Extensor digt. coms. brevis sin. auf. Die Kathode des Reizstromes (L Elem. 200 S.W.) steht am Capitul. fibulæ sin., die Anode an der superf. int. tibiæ.

Nº 4242. — 38	4243. — 30
37	32
42	45
46	38
41	
42	
43	

Muskellatenz, durch einige Versuche bestimmt, = 0,015″
Periphere Leitung des N. peron.   = 16 Meter.

---

*) A n m e r k u n g. In jeder der folgenden Beobachtungen sind die Distanzen besonders gemessen, „obere" und „untere" Stelle zeigen daher bloss ungefähr den Aufnahmspunkt an.

2) Ulnaris dexter. Die Kathode armirt den Nerv am Epicondylus internus. Der Aufnehmer sitzt auf dem Mscl. interosseus extern. prim;

N⁰ 4244. — 22	4245. — 23	4246. — 18
22	18	20
22	18	18
	18	18
	20	
	19	
	20	Mittel = 19,7 MS.

Muskellatenz, direct bestimmt = 0,0097"

P. L. = 28 Meter.

c. Hautreflexe.

Electroden des Reizstromes an der Volarfläche der I. und III. Zehe. Reflexbewegung des Tibialis anticus.

Der Reizstrom ist ein möglichst schnellschlägiger Inductionsstrom, der während 2—3 Millisecd. einwirken kann.

1) fühlbar:

N⁰ 4269. — 160	4270. — 190
185	195
195	176
193	177
200	196
197	225
195	215

Mittel = 192,8 MS.

2) schmerzhaft:

N⁰ 4271. — 185	4271 b — 165	4272. - 170
170	170	187
170	133	227
178	150	160
175		225
177		
179		
167		

Mittel = 175,7.

Die spontane mot. Leitung hatte (mit der langsamen Trommeldrehung gemessen) folgende Normen ergeben:

am 24. Mai 1876: Tibial. antic. sin. = 24,4 Centi-Secd.

am 25. Mai 1877: Tibial. antic. sin. = 25,0 „ „

Inteross. = 13,8 „ „

Extens. Manus = 13,0 „ „

woraus sich die longitudinale Rückenmarksleitung mit 3,08 $\frac{M}{S}$ berechnet oder 94 Milliscd. (also bedeutend verlangsamt, ca. um das 3fache) und die quere Rückenmarksleitung der Hautreflexe auf 80 Millisecunden.

Beobachtung II. Fall von Melancholia agitata acuta; kräftiger Mann, ca. 45 Jahre alt. Sehnenreflexe sehr ausgebildet.

$a.$ Sehnenreflex des Quadriceps d'exter:

obere Stelle == 45,6 MS.

untere „ = 41,0 MS.

$b.$ Sehnenreflex des Triceps brach. dext. = 39,0 MS.

$c.$ H a u t r e f l e x.

Schmerzhafter Stich in den l. Grosszehenballen. Antwort des Quadrps. femoris dext. = 158 MS.

$d.$ Galvanische Leitung des Cruralis sin. = 25,1 MS.

P. L. == 25 Meter.

Beobachtung III. Melancholia attonita, junger Mann, in Reconvalescenz, mit freien Intervallen.

$a.$ Sehnenreflexe des Quadrps (gut entwickelt):

1) während des Stupors: obere Stelle = 40,6 MS.

untere „ = 37,5 „

2) freies Intervall: obere „ = 45,3 „

untere „ = 41,9 „

$b.$ Galv. Leitung des N. ulnaris sin.:

1) de cubito = 15,5 MS.

2) de fossa supraclavic. = 21,9 „

P. L. = 51 Meter.

L. R. = 0,006″

$c.$ Spontane Leitung von Ohr zu Hand

Incross. ext. sin. == 12,5 Centi-Secd.

Tibial. ant. sin. = 14,3 Centi-Secd.

Beobachtung IV. Melancholia agitata, junger Mann in Reconvalescenz.

Sehnenreflexe des Quadrps fem., ziemlich stark:

obere Stelle = 35,7 MS.

untere „· = 35,1 „

Beobachtung V. Dementia paralytica, Mann mittlern Alters. Stadium: die Muskelcoordination ist gelöst; unzweckmässige Bewegungen, Muskelsteifigkeiten; Sprachvermögen verloren, Gehvermögen sehr beschränkt und wechselnd. Letzter Anfall: Mai 1877. Ernährung leidlich; Secessus inscii.

$a.$ Sehnenreflex des Quadrps fem., gut entwickelt:

obere Stelle = 38,4 MS.

untere „ = 35,2 „

$b.$ Galv. Leitung; Reiz = Oeffnungs-Inductionsschlag:

obere Stelle = 21 MS.

untere „ = 24 „

P. L. = 60 Meter.

L. R. = 0,010″

21

Beobachtung VI. Dementia alcoholica, junger Mann, sehr kräftig; stunden- und tagelang, einem Kataleptischen ähnlich, in höchst unbequemen und sonderbaren Stellungen verharrend, mit geringem Grade von Flexibilitas cerea, hie und da motorische Explosionen. Intentionsbewegungen sehr langsam und zögernd. Sprachvermögen gut.

a. Sehnenreflexe des Quadrps fem., sehr stark entwickelt:

obere Stelle rechts = 36,6 MS.
links = 38,3 „
untere Stelle rechts = 37,9 „
links = 38,5 „

b. Galv. Leitung des Quadrps dext.

obere Stelle = 16,2 MS.
untere „ = 24,6 „
P. L. = 25 Meter.
L. R. = 0.012″

c. Sehnenreflex des Triceps brachii = 31 MS.

Beobachtung VII. Hemiplegia spastica sinistra eines 12jährigen Mädchens, seit 2 Jahren bestehend. Acut entstanden.

a. Die Sehnenreflexe sind beiderseits ausgebildet, links wegen Muskelsteifigkeit nicht leicht aufzunehmen.

Quadrps fem. dext. = 34,2 Ms.
„ „ sin. = 36,8 „
Triceps brach dext. = 30,7 „
„ . „ sin. = 31,0 „

b. Galvan. Leitung. Reiz = Oeffnungsinductionsschlag:

Ulnar. sin. de fossa supraclav = 22,8 MS.
de cubito = 19,8 „
de oss. pisiformi = 15,0 „
P. L. = 50 Meter.
L. R. = 0,015″
Ulnaris dexter de fossa supr. = 24,5 MS.
P. L. = 31 Meter.
L. R. = 0,0085″

Beobachtung VIII. Gesunder Wärter Bachmann. Sehnenreflex des Qps. fem. sin.; schön entwickelt, rechts viel weniger. B. hat als Knabe den rechten Oberschenkel gebrochen, eine geringe Verkürzung und Atrophie zurückbehalten:

obere Stelle = 43,2 MS.
untere „ = 39,1 MS.

Beobachtung IX. Herr Assistenzarzt Dr. Surbeck, kräftiger junger Mann.

a. Sehnenreflex des Quadrps fem. sin. gut entwickelt,

obere Stelle = 42 MS.
untere „ = 38 „

b. Galv. Leitung. (Reiz = Kathodenschluss eines ziemlich starken Stromes.)

N. uln. in fossa supraclav. = 28,1 MS.
„ „ in cubito = 19,3 „
„ „ in oss. pisif. = 10,8 „
P. L. = 31 Meter.
L. R. _____ = 0,010″

VI.

Resultate.

I. Das allgemeine Mittel der Reflexzeiten des Quadrps fem. beträgt
für die obere Stelle = 40,0 MS.
„ „ untere „ = 38,7 „

Die einzelnen Beobachtungen entfernen sich nur wenig von diesem Mittel, sowohl innerhalb jeder Versuchsreihe, als auch im Ganzen, bei Gesunden sowohl, als bei den von mir untersuchten Kranken. Wir haben es demnach in dem Ablaufe der patellaren Sehnenreflexe mit einer annähernd constanten Grösse zu thun. Dasselbe gilt von den Sehnenreflexen des Triceps brachii. Dieselben zeigen absolut kleinere Zahlen als die des Quadrps, doch nicht bedeutend.

Was den Zeitablauf der Sehnenreflexe am meisten zu beeinflussen scheint, ist, abgesehen von der Körper- und Gliederlänge, die Geschwindigkeit der peripheren Leitung (P. L.) und die Dauer der latenten Reizung (L. R.). Eine sehr schnelle P. L. und eine sehr kurze L. R. setzen, caeteris paribus, die Zeit des Sehnenreflexes merklich herab, das geht aus Beob. III, V und VII hervor. Eine langsame P. L. und eine lange L. R. erhöhen sie. (Beob. I.) Im übrigen machen sich, wovon indess noch die Rede sein wird, sonst keine Einflüsse merklich geltend und wir können uns desshalb, indem wir die Resultate ziehen, füglich an die Mittel halten.

II. Die absoluten Zeiten der Sehnenreflexe sind ausserordentlich kurz, im Mittel 39,35 Millisecunden. Sie betragen den dritten bis fünften Theil der Zeiten der Hautreflexe. Sie sind so kurz, dass man darauf verzichten muss, die Sehnenreflexe nach dem Schema' der Hautreflexe ablaufen zu lassen. Eine einfache Rechnung macht das sofort klar. Wählen wir als Beispiel Beob. I.

Die Zeit des Hautreflexes beträgt 0,192″ für „fühlbar";
„ „ „ „ „ 0,176″ „ „schmerzhaft".
Sie vertheilt sich auf die einzelnen Phasen, wie folgt:
Zeit der sensiblen Latenz . . . . . = 0,010
„ „ „ Leitung (120 cm. à 45 m.) . = 0,826
„ „ motorischen Leitung (145 cm. à 16 m.) = 0,028
„ „ latenten Reizung . . . . . = 0,015
_____
0,079

Somit bleiben für die centrale Uebertragung 0,113″, bezw. 0,095″, wenn die peripheren Vorgänge gleich gesetzt werden.

Die ganze Zeit des Sehnenreflexes beträgt demnach mit 0,044″ nicht oder kaum die Hälfte der centralen Zeit der Hautreflexe.

Es ist aber noch ein wesentlicher Punkt, der die beiden Vorgänge von einander scheidet. Während, wie wir gesehen haben, die Sehnenreflexe eine annähernd constante Grösse bilden, die sich etwa mit der peripheren Leitung ändert, wechseln die Hautreflexe „von Fall zu Fall" und zwar desshalb, weil die Zeit der centralen Uebertragung inconstant ist. Man vergleiche als Beweis des Gesagten die oben angegebenen Zahlen.

Schon diese einzige Thatsache wäre hinreichend, um an dem gewöhnlichen Reflexmechanismus der Sehnenreflexe zweifeln zu lassen. Dazu kommt der weitere Umstand, dass die Sehnenreflexe dem Willen fast oder ganz entzogen sind. Wenn ihre Leitungsbahn durch die Grisea spinalis gienge, wie die der Hautreflexe, so dürften wir ihr auch diejenigen Verbindungen vindiciren, welche sie mit den Willensinpulsen verknüpfen. Und wenn diess der Fall wäre, so würden weiterhin die Sehnen- und Hautreflexe nahezu miteinander parallel gehen, steigen und fallen. Da diess aber nicht geschieht, so sind, und das darf man mit Recht schliessen, ihre Bahnen eben anders verknüpft.

Endlich sollte man erwarten, dass verschiedene Rückenmarkskrankheiten sehr verschieden auf die Sehnenreflexe einwirkten.

Sind z. B. die Sehnenreflexe der Paralysis spinalis spastica desswegen so hoch entwickelt, weil ihre Hemmungsfasen zu Grunde gegangen sind, so müssten sie, sollte man schliessen, auch rascher auftreten als normal. Es geschieht aber eher das Gegentheil.

Umgekehrt lässt die spontane Leitung der Beob. III annehmen, den Hemmungsfasern stehe, wie den andern, die spinale Bahn ausserordentlich ausgiebig zu Gebote und die Sehnenreflexe sollten desshalb spät erscheinen; auch das geschieht nicht, sie halten sich fast genau in den Mittelzahlen, wiewohl ihr Besitzer ein hochgewachsener, langbeiniger Mann ist.

Alle diese Thatsachen sprechen dagegen, dass die Sehnenreflexe durch die Grisea centralis vermittelt werden.

Und nun drängt sich folgende Erwägung auf:

Wenn ein Reisender den Auftrag hat, von Bern nach Biel zu fahren und er legt die Strecke in einer Stunde Zeit zurück, so kann er unmöglich über Aarberg (Olten) gefahren sein, wo allein er fast eine Stunde zu warten hätte, sondern er muss einen nähern Weg gewählt haben. So verhält es sich mit den Sehnenreflexen. So lange sie nicht die Hälfte der Zeit gebrauchen, die sie allein in der Grisea centralis zubringen sollten, können sie nicht dort durch, sondern müssen einen andern Weg gegangen sein. Das ist so einleuchtend und so zwingend, dass man keine andere Wahl hat, als beizustimmen.

Doch will ich auch nicht unerwähnt lassen, was für die spinalreflectorische Natur der Sehnenreflexe spricht.

Die Sehnenreflexe fehlen meistens in der Tabes, weil, wie man sich vorstellt, der sensible Theil des Reflexbogens unterbrochen ist. Erwägt man aber, dass der tabetische Process die normale Spannung der Muskeln aufhebt und damit die den Sehnenreflexen nöthige Bedingung, so ist dieser Mangel genügend erklärt.

Nothnagel*) und Lewinski haben Sehnenreflexe oder wenigstens diesen ähnliche Zitterbewegungen durch Druck auf die betreffenden Nervenstämme und durch sensible Hautreize zum Verschwinden gebracht und letztrer hat, indem er die Sehnen mit zunehmender Stärke percuttirte, die Zitterbewegungen auf entferntere Muskeln ausgebreitet.

Die französischen Autoren gaben ferner schon früher an, dass der Reflexclonus sofort aufhöre, wenn die grosse Zehe mit voller Hand gefasst und mit kräftigem Rucke plantar flectirt werde. Sie sahen den Vorgang als eine einfache Reflexhemmung an, die durch den neueingeführten sensibeln Reiz erzeugt wird, natürlich in der Grisea centralis. Dagegen machten Erb und Westphal geltend, dass es sich nur um eine unabsichtlich mit ausgeführte Plantarflexion des Fusses handle, welche eo ipso den Reflexclonus aufhebt, indem sie den Triceps erschlafft.

Am entschiedensten aber sprechen die Schultze-Fürbringer'schen Experimente für die spinale Natur der Sehnenreflexe. Es war somit geboten, dieselben zu wiederholen und zugleich die Reflexzeiten zu messen. In der Kürze der mir zugemessenen Zeit konnte ich zwar nicht alle Seiten der Frage bearbeiten, namentlich die nicht, ob alle diese Zitterbewegungen, die durch Klopfen aufzulösen sind, den „Sehnenreflexen" angehören. Ja ich habe sogar begründete Zweifel, dass jenes der Fall ist. Ferner muss ich mich wieder auf die patellaren Sehnenreflexe beschränken. Doch habe ich hier Resultate erhalten, die nicht misszuverstehen sind.

VII.
Versuche am Kaninchen.

Wie beim Menschen gebrauchte ich am Kaninchen den Kapselaufnehmer als Myographen. Um ihn auf dem kurzen und schmalen Oberschenkel des Thieres gehörig befestigen zu können, versah ich ich ihn mit einer messingenen Klammer, deren Arme die Extremität von beiden Seiten packten, das Instrument gut befestigten, ohne es von der Totalbewegung des Beines beeinflussen zu lassen.

Wie beim Menschen wurde die Gegend der Patellarsehne mit Staniol belegt, öfters jedoch mit einer Zwischenlage von dünnem Cautschukzeuge, um etwaige Stromschleifen abzublenden. Diese Vorsichtsmassregel wurde besonders am entblösten Muskel angewendet. Es wurden aber jeweilen Controlversuche angestellt, um die geringe Wahrscheinlichkeit auszuschliessen, dass der signalgebende Strom von den gut leitenden Metallflächen zu den sehr viel schlechter leitenden thierischen Theilen Schleifen entsende, welchen dann die Zuckungen zuzuschreiben wären. Es liegt übrigens eine genügende Sicherung in den Curven selbst. Directe galvanische Erregung macht heftig ansteigende, rasch verlaufende Wellen, der Sehnenschlag dagegen viel kleinere, flachere und länger andauernde Erhebungen.

Ich will hier ebenfalls eine Beobachtungsreihe in extenso folgen lassen, die andern bloss in den summarischen Ergebnissen. Aus jenen möge der Leser die Zeitdifferenzen der einzelnen Beobachtungen einsehen.

*) Beobachtungen über Reflexhemmungen. Archiv für Psychiatrie und Nervenkrankheiten, Band VI. 352.

K a n i n c h e n. Beobachtungen vom 15. bis 18. November.

Das Thier wurde vom 11. November an strychninisirt, mit täglich 0,001′ Strychn. nitric. In der Folge zeigte es sich etwas reizbarer, und hauptsächlich bei Berührung wärmer als die andern Thiere. Krämpfe beobachtete ich nicht. Die Fresslust blieb ungestört *)

a. Sehnenreflexe des Quadriceps fem. sin.

Die Extremität ist unverletzt und sich selbst überlassen, halb flectirt. Der Schlag geschieht percutan. Das Thier befindet sich in Rückenlage.

Nr. 4423. — 18	4428. — 19	4431. — 15
16	18	17
19	18	16
	17	17
4424. — 19	17	17
20		18
17	4429. — 17	17
16	18	17
	17	4432. — 14
4425. — 20	19	17
19	19	16 .
	18	
4426. — 20		4433. — 16
	4430. — 18	15
	15	15
4427. — 18	17	17
15		18
19		18
18		18
19		
18		
16		

Mittel = 17,3.

b. Gekreuzter Sehnenreflex.

Schlag auf das rechte ligcmt. patellare inferius, percutan, Antwort des linken Quadriceps, wie vorhin.

Nr. 4434. — 65	4435. — 63	4436 unbrauchbar.
65	68	4337. — 50
70	64	40
70	67	45
61	87	45
85	87	

*) Anmerkg. Ueber sog. « Hülfsvergiftung mit minimalen Dosen » vergl. W u n d t, Mechanik II., p. 9. Stuttgart 1876.

Nr. 4438. — 50   4439. — 80   4440. — 50
        38   71
        40   61
        45
        49
        49

Mittel = 60,2.

c. H a u t r e f l e x e.

1. Von der linken Hand zum linken Quadriceps fem. Reiz = starker Inductionsstrom, durch Nadeln in die Haut eingeführt.

Nr. 4421. — 91
    4422. — 49   Mittel = 64,3
        66

2. Vom rechten Fuss zum linken Quadriceps fem., ebenfalls starker Inductionsstrom.

Nr. 4443. — 50   4446. — 45   4449. — 45
    4444. — 47   55   95
        50   80
        50   4447. — 82   4450. — 40
                     110   45
    4445. — 47   44
        49   4448. — 61
        45   40
        45   45

Mittel = 54,3.

d. S e h n e n r e f l e x bei zerstörtem Lendenmarke.
Nr. 4451. — 16
         16   Mittel = 16
         16

Das Thier blutete sehr stark (Strychninwirkung), und starb unmittelbar nach der Operation. Doch konnte obige Reaction noch deutlich gewonnen werden.

K a n i n c h e n A. Kleines Thier, sehr reizbar.

a. Sehnenreflexe des Quadriceps fem.

1) percutan . . . . = 16 MS.
2) dito, aber durch eine vorangegangene
   Operation ist die Sehne entzündet . = 15 „
3) von der entblössten Sehne aus . . = 17,3 „
4) bei zerstörtem Lendenmarke . . = 18,7 „
5) und durchnittenem Cruralis . . = 0 „
b. Galvanische Leitung des Cruralis . = 9,5 „

27

c. Hautreflexe.

1) an dem durch subcut. Injection von 1,0 Gr. Chloral narkotisirten Thiere.

   a. starker Inductionsstrom, mit nassen Bäuschen, der Haut des linken Fusses zugeleitet. Antwort des
   Quadps. dexter. . . . . . = 121,0 MS.
   derselbe Strom, mit Nadeln in die Haut
   eingeleitet . . . . . . = 112 „

   β. derselbe Strom, von der rechten Hand
   zum Quadriceps . . . . . = 68

2) Lendenmark zerstört, Hautreflex . . = 0 „

Kaninchen B. Dem kräftigen Thiere wurde am 13. Nov. das Lendenmark blosgelegt und von den Wurzeln getrennt. Gefühls- und Bewegungslähmung der hintern Extremitäten, Blase und Rectum wenn sofort vollständig. Die Blutung war mässig. Es erholte sich ziemlich rasch. frass ziemlich viel und lebte bis zum 18. November. Am 17. war die faradische Reaction des Quadriceps fem. wesentlich gesunken, auch die galv. nahm ab. Die Sehnenreflexe derselben Seite blieben bis zum letzten Tage deutlich, die Hautreflexe dagegen waren von der Operation an verschwunden.

Kaninchen D.

a. Sehnenreflex des Quadriceps sinister.
   1) am unverletzten Thier . . . = 17,0 MS.
   2) das Lendenmark ist von den Wurzeln
   abgelöst, aber nicht zerstört . . = 18,4 „

b. Hautreflexe.
   1) Electrodennadeln in die Beugefläche des rechten Oberschenkels durch Haut- und Unterhautzellgewebe geführt. Reiz = Inductionsstrom. Antwort des Quadriceps sin.

   Bei 8 Cmtr. Rollenabstand = 45,2 MS.
    „ 7 „   „   = 37,4 „
    „ 6 „   „   = 46 „
    „ 5 „   „   = 48,7 „
    „ 4 „   „   = 40 „

   2) Electrodennadeln durch die Haut des rechten Fussrückens, mit möglichster Schonung des Unterhautzellgewebes.

   Bei 6,5 Cmtr. Rollenabstand = 47,5 MS.
    „   5 „   „   = 38,5 „

Kaninchen E.. sehr grosses, sehr unruhiges Thier.

a. Sehnenrefexe.
   1) am unverletzten Thier . . . = 18,1 MS.
   2) Rückenmark am 1. Lendenwirbel
   durchnitten . . . . . = 17,9 „
   (1 Tag nach der Operation)

b. Hautreflexe.

1) am unverletzten Thiere.

  a. Vom dors. ped. sin (Electrodenadeln) zum Quadriceps sin.

Bei 7 cm. Rollenabstand = 83,3

„ 6 „ „ = 71,0

„ 5 „ „ = 50,8

  β. Vom Dors. ped dextri zum Quadrps sin

'bei 7 cm. Rollenabstand = 69,0

„ 6 „ „ = 59,5

„ 5 „ „ = 64,1

2) Rückemark am ersten Lendenwirbel durchgeschnitten.

  a. Unmittelbar nach der Operation.

  Gekreuzte Reflexe bleiben aus.

  Unilaterale sind nicht sicher zu beurtheilen.

  β. 1 Tag nach der Operation.

  Gekreuzte Reflexe bleiben aus.

  Unilaterale Reflexe vom Dors. ped zum Quadriceps.

bei 6 cm. Rollenabstand = 61,1

„ 5 „ „ = 115

„ 4 „ „ = 107

Doch sind die Bewegungen so schwach und die Curven so niedrig, dass Irrungen möglich.

VIII.
Ergebnisse.

I. Das Zeitmittel aller vom unverletzten Thier percutan erzeugten Sehnenreflexe

= 17,1

von der entblössten Sehne . . . . . . = 17,3

von der entzündeten Sehne und Muskeln . . . = 15

das Mittel bei losgelöstem oder zerstörtem Lendenmark = 17,7

bei durchschnittenem Mark . . . . = 17,9

II. Die mitgetheilten Zahlen ergeben zunächst, dass die Zeit der Sehnenreflexe des Kaninchens, wie die des Menschen, eine annähernd constante Grösse bildet. Die Maxima und Minima liegen sehr nahe beisammen, die grosse Mehrzahl aller Beobachtungen bewegt sich innerhalb der Grenzen von 2 MS $\pm$ 17 . 1.

Dem gegenüber verhalten sich die Hautreflexe sehr verschieden, ihre Zeit ist eine wechselnde Grösse, sie wechseln je nach dem Individuum, dessen augenblicklichen Zustande, und der Stromstärke. Sie verändern sich während einer und derselben Beobachtungszeit und zwar um so mehr, so schwächer der Reizstrom ist. Schwache Ströme zeigen daher im Allgemeinen weiter auseinanderliegende Grenzwerthe, doch habe ich auch Serien von guter Gleichförmigkeit.

III. Die absoluten Werthe der unilateralen Sehnenreflexe betragen nur einen unter der Hälfte liegenden Bruchtheil der Hautreflexe, im Durchschnitt $^1/_4$ bis $^1/_5$.

29

Sie verhalten sich also auch in dieser Beziehung denen des Menschen sehr ähnlich. Den verschiedenen Bahntheilen der Hautreflexe C des Kaninchens fallen folgende Quoten zu:

$$
\begin{aligned}
&\text{Sensible Latenz} \ldots \ldots &&= 0{,}005'' \\
&\text{Sensible Leitung } (25 \text{ ctm à } 45\tfrac{\text{m}}{\text{s}}) \ . \ &&= 0{,}005'' \\
&\text{Motorische Leitung } (18\tfrac{1}{2} \text{ ctm à } 30\tfrac{\text{m}}{\text{s}}) \ . \ &&= 0{,}004 \\
&\text{Muskellatenz} \ . \ &&= 0{,}097 \\
\hline
& &&\ \ 0{,}021 \\
&\text{Gefundener Werth der Hautreflexe} \ . \ &&= 0{,}054{,}3'' \\
&\text{bleibt für die centrale Zeit} \ . \ &&= 0{,}0233''
\end{aligned}
$$

Dem experimentell ermittelten Werthe von 17,3 MS fehlt jedenfalls diejenige Zeit, welche die centrale Transmission beansprucht. In manchen Fällen beträgt leztere allein das Mehrfache der Zeit des Sehnenreflexes.

Es bleibt also auch beim Kaninchen keine andere Annahme als die, dass die Sehnenreflexe andere Bahnen einschlagen als die Hautreflexe, und dass sie nicht, wie diese, durch die Grisea centratis vermittelt sein können.

Angesichts dieser Ergebnisse ist es wohl gestattet, auf die Ansicht Westphal's zurückzukommen, dass nämlich die besprochenen Phänomene keine Reflexe, sondern directe Muskelerregungen sein könnten.

Sehen wir zunächst, wie sich die Zeiten dazu verhalten

a) beim Menschen

Fortpflanzungszeit der Muskelerregung *)

$$
\begin{aligned}
&20 \text{ ctm à } 3\tfrac{\text{m}}{\text{s}} = 0{,}030'' \\
&\text{Muskellatenz} = 0{,}010 \\
\hline
&\text{Total} = 0{,}040, \text{ d. h. der berechnete Werth}
\end{aligned}
$$

entspricht genau dem Mittel der gefundenen;

b) beim Kaninchen

$$
\begin{aligned}
&\text{Muskelleitung, 4 ctm à } 3\tfrac{\text{m}}{\text{s}} = 0{,}012 \\
&\text{Muskellatenz} \ . \ . \ . = 0{,}007 \\
\hline
&\text{Total} \ . \ = 0{,}019, \text{ d. h. der berechnete}
\end{aligned}
$$

Werth entspricht ungefähr dem gefundenen.

Es hätte etwas ungemein Ansprechendes, in einer dem Genie Hallers gewidmeten Festschrift einen neuen Beweis für die Muskelirritabilität beizubringen, jener vielumstrittenen Fähigkeit der Muskelfaser, sich ohne Vermittlung des Nerven zu contrahiren. Zwar ist, wie ich glaube, Haller vielfach missverstanden worden. Denn er brauchte die Ausdrücke sensibel und irritabel und contractil noch in anderm Sinne als wir. Wo er, Elementa IV, 145 davon spricht, dass neque irritabilis nervus est,

---

*) Ich berechne nach Hermann's: «Neue Messungen» etc. (Pflügers Arch. X., 48—55.) Die Zahlenangabe von 0,030 kann übrigens nur eine approximative sein, da die wirkliche Muskelfaserlänge unbekannt ist.

spricht er sich deutlich aus, was er unter irritabel versteht. „Nicht einmal" sagt er, „sind Oscillationen zu bemerken, welche doch das wesentliche Zeichen der Reizbarkeit (irritabilis naturae) darstellen." Das irritable Organ muss also einen Reiz sofort mit „Oscillationen", d. h. kleinen und wiederholten Contractionen beantworten. Dass von den Nerven aus Muskelzuckungen und zwar durch den electrischen Funken zu erzeugen sind, wusste Haller recht wohl, aber er schied die vom Nerven aus angeregten Muskelzuckungen der „vis nervosa" des Muskels zu (l. c. p. 460 ff.) und reservirte dem Muskel eine eigene, vom Nerven unabhängige Kraft irritabel, d. h. contractil zu sein.

Die seitherige Entwicklung der Muskel- und Nervenphysiologie hat Haller theils Recht, theils Unrecht gegeben. Nebst andern Gründen sind es die Wirkungen des Curare, welche jene vis insita bestätigen. Aber wenn der vom Nerven abgetrennte Muskel nach kurzer Zeit entartet und zu Grunde geht, so beschränkt sich die Selbständigkeit des Muskels, und es zeigt sich, dass auch diese vis propria des Muskels eines beständigen Wechselverkehres mit der vis nervosa bedarf. Oder sollten nun die Sehnenreflexe, besonders in ihrer pathalogischen Entwicklung, ein neuer Beweis ihrer Selbständigkeit sein? Das könnten sie nur, wenn es erwiesen wäre, dass sie vom Sehnenschlag her angeregte, directe Muskelbewegungen sind. Und das kann man, auch aus den mitgetheilten Leitungszeiten nicht beweisen, wiewohl sie dafür zu sprechen scheinen.

————

Wenn die Sehnenreflexe directe Muskelerregungen sind, die sich von der Schlagstelle aus in den Muskel ergiessen, so muss die der Schlagstelle nähere, die „untere Stelle", sich früher contrahiren, als die „obere", folglich weniger Zeit verbrauchen.

Da der Muskel sehr langsam leitet, nach Aeby, Marey u. A. 1 Meter per Secunde, nach L. Hermann 3, so müsste sich eine Längendifferenz von 20 Centimeter deutlich geltend machen. Die Mittel ergeben nun eine geringe Differenz zu Gunsten der untern Stelle. Aber statt der erwarteten ca. 20—30 M. S. beträgt sie nur 2—3. Indess ist eines zu bedenken. Der Quadriceps in toto, und die einzelnen Köpfe für sich, sind nicht parallelfasrig. Nach Henle's sehr genauer Beschreibung *) ist z. B. der Rectus femoris ein musculus bipinnatus, dessen Fasern von einem medialen Sehnenblatte entspringen, das mit der allgemeinen Sehne direct zusammenhängt. Und umgekehrt sollte man folgern: wenn der Sehnenreflex, als wirklicher Reflex, dem Muskel durch seinen Nerven als fertiger motorischer Impuls zugeleitet wird, so müsste sich die obere Stelle vor der untern contrahiren, die Zeit der erstern müsste also kürzer sein, als die der letztern. Das wurde einige Male so beobachtet, im Mittel aber nicht. Vielleicht ist die spezielle Vertheilung der intramuskulären Nervenfasern Schuld, dass kein wesentlicher Zeitunterschied auftreten kann, vielleicht bin ich selbst nicht sorgfältig genug gewesen. Weitere Versuche werden das herausstellen. Für jetzt aber fallen diese an und für sich gewiss werthvollen Criterien ausser Rechnung.

————

Es sprechen für eine directe Muskelerregung alle die schon angeführten Thatsachen, die gegen einen Spinalreflex sprechen. Dagegen aber wieder die Experimente von Schultze-Fürbringer und einige der pathologischen Beobachtungen.

————

*) Muskellehre. Braunschweig 1871, pag. 276 ff.

Und wirklich scheinen jene Experimente auch mit meinen Beobachtungen unvereinbar zu sein.

Um den Grund des Widerspruches zu finden, habe ich die Versuche am Kaninchen unternommen, und glaube, auf sie gestützt, eine Lösung wenigstens versuchen zu können.

Ich muss aber zwei Einschränkungen machen.

1) Nicht jede Bewegung ist eine Muskelcontraction. An einem kleinen Thiere, wie dem Kaninchen, erzittert häufig der ganze Körper, wenn nur eine Extremität irgendwie bewegt wird und zwar nicht activ, sondern pasiv. *) Das Mittel, diese verschiedenen, und doch so ähnlich scheinenden Bewegungen zu unterscheiden, liegt in der graphischen Methode. Aber auch nicht in jeder, sondern nur in einer solchen, die Massenbewegungen nicht, partielle Muskelcontractionen dagegen deutlich aufzeichnet. Ich kann nur wiederholen, was ich früher schon ausgesprochen habe, dass nämlich das blosse Auge ein sehr unzuverlässiger Beobachter sein kann.

2) In noch viel höherm Grade gilt diess aber vom zweiten Punkt. Nicht alle Bewegungen, die unzweifelhaft auftreten, sind gleichwerthig. Das zu beurtheilen, spreche ich dem unbewaffneten Auge, ich will nicht sagen jede, aber einen wesentlichen Theil seiner Berechtigung ab, und zwar so gut, als wenn es sich um anatomische Befunde des Rückenmarkes handelte. Die absoluten Zeiten, die hier in Betracht kommen, sind klein, besonders am Kaninchen. Sie zu messen, reicht unser Auge so wenig aus, als um die Protoplasmafortsätze einer Ganglienzelle zu zählen. Kommen wir ihm hier mit dem Mikroscop zu Hilfe, so wollen wir ihm dort die graphische Zeitmessung nicht vorenthalten, denn sie ist es, die den unmessbaren Augenblick in messbaren Raum verwandelt.

Die Kaninchenversuche sollten mir nun darüber Auskunft geben, was denn die Sehnenreflexe sonst sind, wenn nicht directe Muskelerregungen und nicht spinale Reflexe, im gewöhnlichen Sinne des Wortes. Ich machte nun allerdings eine Anzahl Markdurchschneidungen, aber unter der steten Controle der Zeitmessung.

Ich ging dabei von dem Grundsatze aus, dass, wenn ein Bewegungsphänomen vor und nach einer Operation die gleiche Zeit verbrauchte, die operirte Nervenparthie nicht wesentlich bei dessen Leitung betheiligt sein kann, dass also die gleichbleibende Zeit ein Beweis dafür ist, dass auch der gleiche Weg zurückgelegt wurde. Dagegen lässt sich dieser Satz nicht ohne Weiteres umkehren. Secundäre Anämie, überhaupt alle vom Schnitte ausgehenden Fernewirkungen können die Leitung verändern, doch pflegen derartige Einflüsse nach einiger Zeit zu verschwinden.

Die Thatsachen, welche in den oben mitgetheilten Experimenten ausgedrückt sind, sind nun folgende:

---

*) Ich will gerade bei dieser Gelegenheit bemerken, wie über solche, höchst einfach scheinende und leicht zu beobachtende Dinge die Meinungen auseinander gehen. Während alle andern Autoren die Dorsalflexion des Reflexclonus als eine von der drückenden Hand herrührende, also passive betrachten, schreibt sie Lewinski einer Contraction der Tibialis anticus zu (vgl. oben). Man sollte meinen, das sei an den grossen Muskeln des Unterschenkels nicht zu verwechseln.

1) Die Sehnenreflexe bleiben bestehen und ändern ihre Leitungszeit nicht merklich, wenn auch die Wurzeln im Wirbelkanal durchschnitten werden, oder wenn das Lendenmark zerstört wird. Die Hautreflexe dagegen hören sofort und dauernd auf.

2) Sehnen- und Hautreflexe bleiben wenigstens theilweise bestehen, wenn das Rückenmark am ersten Lendenwirbel durchschnitten wird. Erstre ändern ihre Zeit nicht; letztre dagegen verlangsamen sich mehr oder weniger.

3) Durchschneidung des N. cruralis hebt Sehnen- und Hautreflexe auf.

4) Kleine Strychnininjectionen steigern wohl die Intensität der Sehnenreflexe, ändern aber deren Ablaufszeit nicht.

5) Gekreuzte Sehnenreflexe brauchen eine den Hautreflexen entsprechende Zeit

Die sub 2) und 3) genannten Thatsachen stimmen mit den Ergebnissen von S c h u l t z e und F ü r b r i n g e r . überein. Die sub 5) angeführte beweist, dass gekreuzte Sehnenreflexe theilweise in andern Bahnen verlaufen als ungekreuzte. Wenn nun das Experiment von S c h u l t z e und F ü r b r i n g e r richtig ist, dass die Sehnenreflexe in gleicher Weise entstehen, wenn auch die Sehne vom Muskel abgetrennt ist, so kann ich die in 1) enthaltene Thatsache gegenwärtig nur so erklären, dass ich das Phänomen allerdings für einen Reflex halte, d e s s e n B o g e n a b e r n i c h t i m R ü c k e n m a r k e, s o n d e r n e t w a i m P l e x u s o d e r d e n S p i n a l- g a n g l i e n g e s c h l o s e n w i r d. *) Dabei ist es gar wohl denkbar, dass der Muskel den sensiblen Reiz nicht durch die motorische, sondern durch eine rückläuftige sensible Bahn erhält und dass dieselbe sich erst im Muskel mit den motorischen Nervenenden verbindet. Man kann diess annehmen, ohne die seit der G e r l a c h 's schen Arbeit wieder neu belebte Diskussion über die intramuskulären Nerven zu präjudiciren. So würde sich die weitere Beobachtung von S c h u l t z e und F ü r b r i n g e r erklären, dass das Curare die Sehnenreflexe aufhebt.

Die Leitungszeiten sind dieser Annahme nicht entgegen. Nämlich

a. Mensch. Quadriceps. Sensible Latenz $= 0,010$
$$\text{Sensible Leitung } (90 \text{ Ctm. à } 45 \ \tfrac{M}{S}) = 0,020$$
$$\text{Muskellatenz} = 0,010$$
$$\text{Total} = 0,040$$

Triceps brachii. Sensible Latenz $= 0,010$
$$\text{Sensible Leitung } (60 \text{ Ctm. à } 45 \ \tfrac{M}{S}) = 0,012$$
$$\text{Muskellatenz} = 0,010$$
$$\text{Total} = 0,032$$

b. Kaninchen. Quadriceps. Sensible Latenz $= 0,005$
$$\text{Sensible Leitung } (37\tfrac{1}{2} \text{ Ctm. à } 45 \ \tfrac{M}{S}) = 0,0075$$
$$\text{Muskellatenz} = 0,007$$
$$\text{Total} = 0,0195$$

d. h. die berechneten Zeiten entsprechen den gefundenen.

---

*) Pathologische Fälle, wie Compression des Rückenmarkes, könnten gelegentlich sehr günstige Untersuchungsobjecte abgeben, besonders frische Fälle von Fracturen der Wirbelsäule mit Quertrennung des Markes. Ich konnte, während ich diese Untersuchung ausführte, keinen solchen Fall erhalten, wiewohl mir die HH. Directoren der Kliniken ihr Material auf

5

Dasselbe Experiment von S c h u l t z e und F ü r b r i n g e r gibt, seine Richtigkeit vorausgesetzt, über den Weg Auskunft, welchen der Reflex nimmt. Er geht nämlich nicht von der Sehne in den Muskel, sondern ausserhalb des Muskels, vielleicht im Perioste, oder dem perimuskulären Bindegewebe u. s. w., um irgendwo in den Plexus einzumünden. Auch die anatomischen Angaben von R o l l e t können dafür sprechen.

Darin jedoch, dass die Sehnenreflexe aufhören, wenn der zuführende Nerv durchschnitten wird, vermag ich keinen genügenden Beweis zu finden, dass das Phänomen wirklich ein spinalreflectorisches ist, resp. die Bahn des motorischen Nerven durchläuft. Denn in Folge des Schnittes sinkt sofort der Tonus des Muskels, d. h. jener Spannungsgrad, ohne welchen der ganze Vorgang nicht entstehen kann.

Ebenso sind die Resultate der Nervencompression, resp. der daraus abgeleiteten Hemmung vieldeutig und nicht ohne Weiteres als einfache Unterbrechung des Reflexbogens zu erklären. Sie weisen aber darauf hin, dass die Bahnen der Sehnenreflexe nicht ohne centrale Verbindungen sind, Verbindungen, welche der unimuskuläre Sehnenreflex nicht zu benützen braucht, welche aber die multimuskulären durchlaufen. Dafür sprechen die grossen Leitungszeiten der gekreuzten Sehnenreflexe. Wo diese Verbindungen zu suchen sind, das ist freilich noch ganz unbekannt.

Endlich ist auch die Verstärkung der Sehnenreflexe am strychninisirten Thiere nicht als Beweis von deren spinalem Ursprung zu benützen, seit S. M a y e r gezeigt, wie das Strychnin den Blutdruck steigert, denn das muss sich auch an den untern Extremitäten äussern.

Es geht somit aus den oben angeführten Thatsachen, als dem wörtlichen Ausdrucke der experimentellen Untersuchungen, das Resultat hervor, d a s s d i e S e h n e n d u r c h e i n e , z e i t l i c h g e s p r o c h e n s e h r k u r z e , u n d h ö c h s t w a h r s c h e i n l i c h d u r c h e i n e s e n s i b l e B a h n m i t i h r e n M u s k e l n v e r -

das Bereitwilligste zur Verfügung stellten. Dagegen befand sich ein ganz instructiver älterer Fall auf der Klinik des Herrn Prof. Quincke. Ein 17jähriges, kräftiges Mädchen war Anfang August ca. 30 Fuss hoch von einem Kirschbaum herunter gerade auf die Füsse gefallen. Es wurde sofort an beiden Beinen motorisch und sensibel gelähmt, ebenso an Rectum und Blase. Die Sensibilität der Oberschenkel stellte sich ziemlich rasch und vollständig her, die der Unterschenkel blieb bis Ende November, wo das Mädchen nach Hause zurückkehrte, sehr schlecht. Die Motilität fand sich allmählig in den Hüften, unvollständig in den Kniegelenken und etwas in einzelnen Zehen wieder. Die Ernährung, Gefässthätigkeit und farad. Reaction der Unterschenkelmuskulatur blieb sehr herabgesetzt, die der Oberschenkel erholte sich. Anfangs waren die Hautreflexe sehr minim, später hoben sie sich und wuchsen in letzter Zeit über die Norm heraus. Die Sehnenreflexe des Quadriceps waren anfangs herabgesetzt. Als ich das Mädchen in der ersten Hälfte Novembers sah, standen die patellaren Sehnenreflexe in sehr hoher Ausbildung, und damit in entschiedenem Gegensatze zu der noch ziemlich herabgesetzten spontanen Mobilität.

Während früher keinerlei Difformität der Wirbelsäule bestanden hatte, stellte sich in den letzten 8 Wochen eine ziemlich hervorragende Kyphose des I-III. Lendenwirbels ein. Wie weit nun das Rückenmark selbst, in wie weit bloss die Cauda equina betheiligt ist, muss ich Mangels weiterer Beobachtung dahingestellt sein lassen. Solche Fälle aber lassen daran denken, dass auch im Menschen die Sehnenreflexe ohne das Rückenmark bestehen könnten.

Doch will ich die Möglichkeit offen lassen, dass der Reflexbogen die weisse Substanz des Rückenmarkes berührt, glaube indess richtig operirt und bei der Section controlirt zu haben. Wenn man in solchen Dingen noch nicht die Sicherheit eines M a g e n d i e oder S c h i f f besitzt, so traut man sich eher zu wenig als zu viel zu.

bunden sind, eine Bahn, welche nicht direkt von Sehne zu Muskel geht, uud die *Grisea centralis* unberührt lässt.

Wird den Sehnenreflexen damit alle pathologische Wichtigkeit, alle diagnostische Bedeutung abgesprochen? Gewiss nicht. Die empirische Thatsache, dass in dieser oder jener Krankheitsform die Sehnenreflexe gut oder schlecht vorhanden sind, behält ihr volles Gewicht. Nur die Erklärung, warum sie gesteigert oder vermindert sind, wird anders werden. Ich suche den Grund, warum sie in der Paralys. spinalis spatica gesteigert sind nicht darin, dass Reflex hemmende Fasern zu Grunde gegangen sind, sondern dass der morbide Process den Muskel reizbarer macht, dessen Spannung erhöht (L e w i n s k i). Die galv. Reactionen liefern den Beweis dafür.

In der Beobachtung III. erschien schon bei geringer Stromstärke (50 El. 200 SW.) folgende Reaction des Tibialis anticus:

$$KaS = Z$$
$$KaD = —$$
$$RaÖ = Z' >$$
$$AS = Z''$$
$$AD = —$$
$$AÖ = Z > \text{(langsam abklingender sog. Ritter'scher Oeffnungstetanus).}$$

Die erhöhte Reizbarkeit des Muskels kann daher rühren, dass ein dauernder, wenn auch schwacher, Erregungszustand irgendwo in der motorischen Bahn, immerhin aber centralwärts von den Wurzelzellen unterhalten wird. Als solchen dürfen wir die langsam fortschreitende Lateralsclerose betrachten. Oder die Gefässthätigkeit ist verändert und bedingt damit einen veränderten Turger, eine veränderte Ernährung des Muskels selbst. Dieses Motiv muss wohl bei Beobachtung III berücksichtigt werden, denn noch andere vasomotorische Störungen fallen sofort in die Augen.

Vielleicht erklären sich in letzterer Weise auch diejenigen von W e s t p h a l 's Beobachtungen, wo in raschem Wechsel die Sehnenreflexe kamen und gingen. Denn man sucht die Ursache rasch wechselnder, auftretender und verschwindender Nervensymptome naturgemäss zuerst da, wo der Wechsel physiologisch besteht, nämlich in den Blutgefässen.

Aber was hat es physiologisch zu bedeuten, dass Sehnen und Muskeln durch einen Reflexbogen verbunden sind, der mit der Grisea centralis nur indirect zusammenhängt?

Es darf nicht vergessen werden, dass dieser Reflexvorgang nur unter ganz bestimmten und ziemlich umschriebenen Bedingungen angeregt wird, nämlich durch eine rasch erfolgende Anspannung der Sehne. Wie L e w i n s k i in sehr ansprechender Weise ausführt, wird dadurch die Sehne in Schwingungen versetzt, welche sich dann den Nervenenden mittheilen. Andere Reize erregen die Sehnennerven nicht, wie H a l l e r schon bewiesen hat. Bei welchen physiologischen Vorgängen werden nun die Sehnen so rasch gespannt, dass sie in Schwingungen gerathen können? Doch wohl bei den heftigen ruckweisen Bewegungen der Antagonisten, wie vielleicht der eigenen Muskeln selbst. Im ersten Falle kann der rasch ausgelöste Sehnenreflex verhüten, dass der Muskel übermässig gedehnt und dadurch zerrissen wird, denn die Reflexcontraction erhöht einestheils die Widerstandskraft des Muskels und setzt andrerseits der Contraction des Antagonisten einen Damm entgegen. Im zweiten Falle wird der Sehnenreflex des eigenen Muskel die Contraction verstärken oder durch einen Nachschub verlängern. In beiden Fällen handelt es sich demnach um einen regulatorischen Vorgang, der sich unabhängig vom Willen und so rasch vollzieht, dass ein Willensimpuls lange zu spät käme, um ihn irgendwie zu beeinflussen. Und darin scheint mir der Grund zu liegen, dass die Sehnenrefexe nicht spontan zu hemmen sind.

Ob nun die Muskeln einer Synergetengruppe auch noch unter sich durch Sehnenreflexe verbunden sind, oder ob etwa zwischen verschiedenen Muskelgruppen antagonistische Hemmungen eingefügt sind, wie Joffroy anzunehmen scheint, das werden erst weitere Untersuchungen lehren. Und ebenso wenig wüsste ich darüber auszusagen, inwieweit die Sehnenreflexe bei der gewöhnlichen Muskelaction, der einfachen wie der combinirten und coordinirten, betheiligt sind und welche Rolle sie in den Krankheiten spielen, wo die Coordination gestört ist, wie etwa in der Tabes, der Chorea, oder bei krampfhaften Zufällen, z. B. dem saltatorischen Reflexkrampfe u. A. m. Es möge gestattet sein, sich auf die gegebenen Andeutungen zu beschränken.

Ich kann diese Abhandlung nicht schliessen, ohne noch einmal auf Haller zurückzukommen und zwar aus einem naheliegenden Grunde.

Das Princip, worauf meine Untersuchung ruht, heisst: Gleiche Bahnen werden, caeteris paribus, in gleichen Zeiten durchlaufen und ungleiche Zeiten lassen desshalb auf ungleiche Bahnen schliessen.

Nun hat schon Haller die Leitungszeit der Nerven zu messen versucht (Elementa IV. pag. 372 u. 482). Frühere haltlose und ins Ungeheuerliche gehende Angaben als rein theoretisirende beseitigend, berechnet er aus der Anzahl von Bewegungen, die in 1 Minute geschehen können, und aus den Nervenlängen, die Leitungszeiten. Denn so oft der Muskel sich bewegt, so oft muss nach seiner Vorstellung das liquidum nervum hin und her gehen, weil es nur in centrifugaler Richtung Muskelcontractionen auslösen kann. Da sich nun die Zungenmuskeln in 1 Minute 30,000 Mal bewegen können und der Weg circa $1/3$ Fuss lang ist, so beträgt die ganze Leitungszeit 9000 Fuss in der Minute, also 150 Fuss oder 45 Meter in der Secunde. Wer wird sich, wenn er das erfährt, nicht überrascht finden? Mit genialer Hand greift Haller, seiner Zeit fast um ein Jahrhundert vorauseilend, in das Chaos einer noch formenlosen physiologischen Materie und zieht ein Ende heraus, woran wir noch heutzutage anknüpfen, wenn wir uns selbst hineinwagen. Allerdings sind seither die Methoden, die Zeiten der Nervenleitungen zu messen, erst recht entwickelt worden und ermöglichen es jetzt, verhältnissmässig leicht, sichere Resultat zu erhalten.

Die festliche Gelegenheit aber erinnert daran, dass Haller schon das Mittel angegeben hat, zwei Fragen neu zu bearbeiten, die ihn schon so eingehend beschäftigt hatten, um deren Beantwortung es sich in den Sehnenreflexen auf's Neue handelt, nämlich die Fragen von der Empfindlichkeit der Sehnen und der Irritabilität der Muskeln.

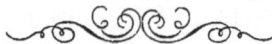

Ueber Siderosis,

Eisenablagerung in einzelnen Organen des Thierkörpers.

Von

Professor Dr. H. Quincke in Bern.

Anhang.

Ueber Schwefelammonium als mikrochemisches Reagens und über
die Gestaltveränderung der rothen Blutkörper durch dasselbe.

Sed et morbosorum cadaverum incisorum
plurima commoda sunt (physiologiæ).
A. v. Haller, Elementa Physiol. Præfatio.

I.

Bei der grossen physiologischen Wichtigkeit, welche das Eisen sicherlich als Bestandtheil des Hämoglobins, wahrscheinlich auch in anderer Beziehung besitzt, ist zu vermuthen, dass diesem Metall auch unter gewissen pathologischen Verhältnissen eine wichtige Rolle zukommt. Ich theile deshalb im Folgenden einige Fälle mit, in welchen der Eisengehalt verschiedener innerer Organe in auffälliger Weise vermehrt war.

Einige dieser Fälle, welche klinisch das Symptomen-Bild der perniciösen Anämie darboten, sind schon früher von mir erwähnt*), ich führe daher nur das für den genannten Punkt Wichtige noch einmal an.

I. T. A., Landarbeiter, 49 Jahr. † 17. Febr. 1875. (l. c. Fall 6, pag. 17.)
Früher gesund und kräftig, seit 3 Jahren Magenschmerz und Erbrechen fast nach jeder Mahlzeit. Vor 2 Jahren einmal Icterus. Niemals Blutbrechen. Blut sehr blass, arm an rothen Körperchen, letztere vielfach klein und vielgestaltig. Die Magenbeschwerden dauern bis zum Tode an. Section ergibt allgemeine Anämie und Magerkeit, Atrophie der Magenschleimhaut. Herzhöhlen erweitert, Muskulatur fettig degenerirt. Geringe Schwellung der Lymphdrüsen und Darmfollikel. Milz nicht vergrössert, Pulpa derb, dunkel; Follikel gross. Knochenmark d. r. Tibia braunroth, reich an gelbem Saft, an der Grenze der Spongiosa blutroth; Mark des Femur braunroth wie in der Tibia. Leber gross, fest, wenig bluthaltig; Schnittfläche braungelb, die Centra der Acini heller gelb. Die Gallenblase enthält wenig hellgelbe Galle. Pancreas hellbräunlich gefärbt. Nieren fest, anämisch, transparent, leicht gelb gefärbt.

Mikroscopisch wurden die Organe theils frisch, theils nach Alkoholhärtung untersucht. Die Leberzellen sind im Centrum der Acini ziemlich stark fetthaltig, in der Peripherie enthalten sie gelb-bräunlich gefärbte Körper. Auf Zusatz von Schwefelammonium färben sich diese, sowie eine Anzahl bis dahin farbloser Körnchen schwarzgrün bis schwarz. Die gefärbten Körper sind theils ganz feinkörnig, meist aber etwas grösser, bis zu $1/4$ und $1/2$ des Durchmessers rother Blutkörperchen, übrigens bei gleicher Grösse von verschieden intensiver Färbung; der übrige Zellinhalt ist farblos, seltener diffus grünlich gefärbt. Für das blosse Auge erscheint ein mit Schwefelammonium behandeltes Leberstückchen oder Leberschnittchen intensiv grünschwarz; an letzterem nimmt diese Färbung (wie die natürliche bräunliche Färbung) von der Peripherie zum Centrum des Läppchens ab.

Legt man die Leberschnittchen eine Stunde in Ferrocyankaliumlösung (etwa 1 : 1000) und befeuchtet sie dann mit verdünnter Salzsäure, so stellt sich mikroscopisch und makroscopisch überall da Blaufärbung ein, wo mit Schwefelammonium Grünfärbung auftrat.

Sehr ähnlich wie die Leber verhält sich das Pancreas; seine Drüsenzellen sind feinkörnig, von hellbräunlicher Farbe; durch Schwefelammonium färben sich schwarzgrün; die Färbung betrifft, wie sich mikroskopisch erweist, nur das Drüsenparenchym, nicht das interacinöse Gewebe; die Färbung ist in den Drüsenzellen theils diffus, theils an Körnchen gebunden, die Gruppen und Klumpen bilden und viel kleiner als die der Leberzellen sind. Extrahirt man Leber- oder Pancreasstückchen mit salzsaurem Wasser in der Kälte, so gibt die Lösung deutliche Eisenreaction.

*) Volkmanns Sammlung klinischer Vorträge Nr. 100. 1876.

In der Niere färbt sich die Rindensubstanz schwärzlich - grün; von den gewundenen Kanälchen zeigen nur einzelne Gruppen eine Färbung, diese z. Th. sehr intensiv. Die Färbung scheint am frischen Präparat diffus den Nierenepithelien anzugehören, am gehärteten haftet sie an unregelmässig gestalteten Körnchen in denselben; das Lumen der Harnkanälchen ist frei. Die Glomeruli sind ungefärbt; ebenso die Marksubstanz (mit Ausnahme ganz vereinzelter schmaler Streifen, — schleifenförmige Kanälchen?).

An Niere und Pancreas zeigt sich die Eisenreaction, wie an der Leber, auch mit Ferrocyankalium und Salzsäure.

Mit negativem Erfolg wurde die Eisenreaction mikroskopisch und makroscopisch angestellt an den Plexus chorioidei des Gehirn's (wo die gelben Körper der Epithelien ungefärbt bleiben), an Hirnrinde, Herzmuskel, Submaxillardrüse, Halslymphdrüsen, Magenschleimhaut, Mark der Tibia, Harn aus der Blase und Cerebrospinalflüssigkeit. Ueber die Milz habe ich leider keine Notizen.

Die quantitative Analyse (Dr. Charles Aeby) ergab auf 100 Theile Trockensubstanz der in Spiritus aufbewahrten Leber 2,7 Fe₂ O₃ = 1,89 metallisches Eisen.

II. Frau E. S. 34 Jahr. † 21. Juni 1875. (l. c. Fall 9.)

Chronische Inanition; sehr ärmliche Verhältnisse. Hochgradige A n ä m i e und Magerkeit. Blut sehr blass; Poikilocytose. Tod durch Schwäche, 6 Stunden nach Transfusion von 250 Gramm Menschenblut.

S e c t i o n: Allgemeine Anämie. Herzhöhlen weit. Herzmuskel zum Theil fettentartet. Milz etwas vergrössert, von mittlerer Consistenz. Lymphdrüsen von normaler Grösse und Consistenz. M a r k des linken Humerus weich, intensiv roth, nur in der Mitte hie und da gelblich (im Saft mikroscopisch, neben rothen Blutkörpern von sehr verschiedener Grösse. grosse Markzellen, kleine runde Kerne, frei oder mit wenig anhaftenden Körnchen; ganz vereinzelte Fetttropfen, kein Pigment). N i e r e, P a n c r e a s blass, L e b e r relativ am blutreichsten, hellbraun, die Peripherie der acini etwas trübe. Zahlreiche ganz frische H ä m o r r h a g i e n in Herzmuskel, Pericardium, Pancreas, Schleimhaut der Harnblase und des Magens, peribronchialem Zellgewebe, Pia-Arachnoidea, Retina (offenbar erst nach der Transfusion entstanden).

Mikroscopisch zeigen die Leberzellen in der Peripherie der Läppchen Fettkörnchen, im übrigen enthalten sie bräunliche Körnchen. Mit Schwefelammonium tritt makroskopisch wie mikroskopisch genau dieselbe Reaction wie in Fall I ein, nur nicht ganz so intensiv; dasselbe gilt von Niere und Pancreas.

Die quantitative Bestimmung (Dr. Ch. Aeby) ergibt auf 100 Theile Trockensubstanz der in Spiritus aufbewahrten Organe

für die Leber 0,77 Fe₂ O₃ = 0,539 metallisches Eisen;

für die Niere 0,41 Fe₂ O₃ = 0,287 metallisches Eisen. *)

III. Frau B. S. 56 Jahre. † 23. Oktober 1875 (l. c. Fall 10).

Aermliche Verhältnisse; seit 4 Monaten Durchfälle; A n ä m i e. Magerkeit. Im Blut viel weisse Blutkörper und unter den rothen viel kleine Exemplare. Tod durch Schwäche, ¼ Stunde nach einer Menschenbluttransfusion.

S e c t i o n: Anämie. Herzhöhlen weit, Herzmuskel fettentartet. Am Herzblut zeigt sich die Leukocytose an der Bildung von drei Schichten beim Stehen. Darmschleimhaut katarrhalisch, mit frischen Typhusnarben. Retroperitonealdrüsen etwas vergrössert. Knochenmark des Femur fleckenweise stärker injicirt. An H e r z m u s k e l, N i e r e, P a n c r e a s keine Eisenreaction. Milz klein, braunroth; Pulpa schwärzt sich durch NH₄ S; mikroscopisch erkennt man neben diffuser, grünlicher Färbung schwarzgrüne Körnchen und Klumpen, einzeln oder conglomerirt, zum Theil jedenfalls in Pulpazellen eingeschlossen. Ein Theil der eisenhaltigen Körner, besonders die grösseren, vor dem Zusatze der NH₄ S von rostbrauner Farbe. Die L e b e r färbt sich durch NH₄ S schwärzlichgrün;

---

*) Die hier gegebenen Zahlen sind die richtigen. In dem klinischen Vortrag über perniciöse Anämie sind in diesem und dem vorigen Falle die Zahlen irrthümlich etwas grösser angegeben, da bei der Umrechnung des Fe₂ O₃ in Fe ein Fehler gemacht wurde.

die Färbung in der Peripherie der Läppchen stärker. In den Leberzellen neben diffuser Färbung noch grünlich gefärbte Körnchen. In den, ziemlich weiten, Gefässlichtungen reichlich weisse Blutkörperchen, die keine Fe-reaction zeigen. Die quantitative Untersuchung (Dr. Ch. Aeby) ergibt auf 100 Theile Trockensubstanz 0,52 % Fe$_2$ O$_3$ = 0,364 Fe.

IV. Frau E. P. 47 Jahre. † 13. September 1876 [*]).

Hochgradige A n ä m i e und Magerkeit, in schwankendem Verlauf seit einigen Jahren entwickelt; anscheinend durch chronische Inanition. Tod durch Schwäche, 12 Stunden nach Transfusion von 80—100 Gramm Menschenblut.

Section: Allgemeine Anämie. Herzmuskel zum Theil fettentartet. Frische hämorrhagisch-membranöse Auflagerungen auf der dura mater. Milz dunkelroth, klein, fest. Nieren fest, anämisch, nicht getrübt; Oberfläche feinhöckrig, Kapsel adhärent. Leber 1700 Gramm, blutarm; in der Peripherie der acini Verfettung und mikrochemisch sehr starke Eisenreaction; in der Niere nur in einzelnen Gruppen gewundener Kanälchen Eisenreaction. —

Den folgenden Fall beobachtete ich als Assistent der medicinischen Klinik in Berlin und bin meinem damaligen Chef Herrn Geheimrath F r e r i c h s für die Erlaubniss der Benutzung des anatomischen Befundes zu Dank verpflichtet.

V. B., 33 Jahre, wurde im März 1871 auf die Männerabtheilung der medicinischen Klinik wegen D i a b e t e s m e l l i t u s aufgenommen. Schon nach wenigen Tagen ging Patient an Marasmus zu Grunde.

Die S e c t i o n ergab: Allgemeine Magerkeit, starker Schwund des Unterhautfettgewebes. Mässiger Hydrocephalus internus, Ependym verdickt, granulirt. Synechie des Pericardiums und der linken, weniger der rechten Pleurahöhle. Bronchitis und Lungenœdem. Herzklappen normal, Herzfleisch hellbräunlich gefärbt. Milz etwas vergrössert, schlaff, hellrostfarben pigmentirt. Nieren normal gross, etwas blutreich, die Rinde grauweisslich. Katarrhalische Schwellung der Schleimhaut des Magens und des obern Dünndarms. Leber sehr bedeutend vergrössert, (2990 Gramm schwer) derb. Die Farbe der Leberschnittfläche ist eine kaffeebraune; auch das (übrigens normal grosse) Pancreas, sowie die Mundspeicheldrüsen, die glandula thyreodia, die Plexus chorioidei des Gehirns, die bronchialen und eine Anzahl peripherer Lymphdrüsen zeigen eine eigenthümliche hellrostfarbene Pigmentirung. Eine ähnliche Färbung zeigt die Muskulatur des Oesophagus, sowie das Mark des Oberschenkels und des Sternums.

Die m i k r o s c o p i s c h e U n t e r s u c h u n g ergab in den Epithelzellen der P l e x u s c h o r i o i d e i ein feinkörniges braunes Pigment, das bald gleichmässig vertheilt, bald in einzelnen Zellen stärker angehäuft ist; auf Zusatz von Schwefelammonium färben sich die braunen Körnchen schwarzgrün.

In den Muskelfasern des H e r z e n s sind reichlich feine Körnchen eingelagert; die auf Essigsäure nur zum Theil schwinden; schwach bräunliche Körnchen bleiben zurück; durch Schwefelammonium werden sie schwarzgrün, doch treten ausser ihnen noch viel massenhaftere grünschwarze Punkte und Schollen in den Muskelfasern hervor.

Die M i l z p u l p a zeigt die darin so gewöhnlichen braunen Schollen, doch nicht in auffallender Menge. Durch Schwefelammonium färben sich ausser diesen Schollen eine Unmasse feiner Körnchen grünschwarz, die bis dahin kaum sichtbar waren und im Parenchym zerstreut, zum Theil aber sicher in Rundzellen und Venenepithelien liegen, so dass für die Rundzellen ein Aussehen wie von Körnchenkugeln entsteht.

Ganz ähnlich verhält sich das bräuntliche M a r k d e s O b e r s c h e n k e l s, wo die dunklen Körnchen auch erst auf Schwefelammonium hervortreten.

Die (wohlerhaltenen) Drüsenzellen des P a n c r e a s und der S p e i c h e l d r ü s e n enthalten dasselbe hellbraungelbe Pigment, wie die Zellen der Plexus chorioidei theils in feinen Körnchen, theils in Klumpen von etwa 6 μ Durchmesser. Auch dies Pigment färbt sich durch Schwefelammonium schwarzgrün.

---

[*]) S. D. Arch. f. klin. Med. Bd. 20. p. 5. Fall XIII.

Dasselbe braune Pigment, nur noch reichlicher, findet sich in den L e b e r z e l l e n, die übrigens in Form, Grösse, Kernen sonst nichts abnormes zeigen. Stellenweise sind etwas gröbere braune Körnchen in dem etwas verbreiterten Interstitialgewebe in netzförmigen Reihen angeordnet. Auch das Leberpigment zeigt die Färbung mit Schwefelammonium.

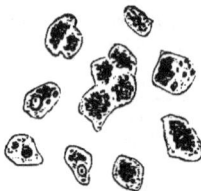

Leberzellen mit Schwefelammonium behandelt.

Ganz dasselbe ergab die Untersuchung der in Alkohol gehärteten Leber und Speicheldrüsen.

An Stelle der Schwarzgrünfärbung durch Schwefelammonium erhielt man Blaufärbung derselben Elemente durch Ferrocyankalium und Salzsäure.

Nachdem zwei mikroskopische Schnitte der frischen Leber einige Stunden in einigen Cub. cent. ganz verdünnter Salzsäure gelegen hatten, gibt die Flüssigkeit mit Schwefelammonium wie mit Ferrocyankalium deutliche Eisenreaction; auch in blossem Wasser, welches 12 Stunden auf einigen Leberstückchen stand und leicht trübe filtrirt, zeigt sich Fe-Reaction.

Liess man in Stücke geschnittene Lebersubstanz, unter mehrmaliger Erneuerung der Flüssigkeit mit salzsaurem Wasser 3 Monate im verschlossenen Kölbchen stehen, so wurde die vorher braune Lebersubstanz braungrau; die Leberzellen waren mikroscopisch sehr blass und zeigten mit Schwefelammonium keine Färbung oder nur sehr wenige grüne Körnchen; das Fe war also fast ganz extrahirt.

Durch Schütteln mit Chloroform war auch aus der getrockneten Lebersubstanz kein Pigment zu extrahiren.

Die quantitative Bestimmung ergab in 100 Theilen Trockensubstanz der (Spiritus-) Leber 5,1523 $Fe_2 O_3$ = 3,607 Fe.

Alle die genannten Organe zeigen bei kurzem Liegen in schwefelammonhaltigem Wasser eine intensiv dunkelgrüne bis schwarze Färbung.

Die Hirnrinde und ein Stück Muskel vom Oberschenkel liessen weder bräunliche Pigmentkörnchen noch die Schwefelammoniumreaction erkennen.

Die Niere gab, so viel ich mich erinnere, keine Eisenreaction, doch besitze ich darüber leider keine Notiz.

Wie in den erst beschriebenen Fällen von perniciöser Anämie, hat sich auch in einem von R o s e n s t e i n beobachteten Falle *) ein auffallender Eisengehalt von Leber, Niere (und Milz) gefunden.

Wahrscheinlich gehört auch ein von G r o h e **) beschriebener Fall von hochgradiger Anämie mit Fettherz hieher, in welchem sich schiefrige Färbung der Leber, Nieren, Milz und des Hirnes vorfand. G r o h e deutete denselben damals als Pseudomelanämie, postmortal durch Einwirkung von Schwefelwasserstoff auf das aus zersetztem Blutroth frei gewordene Eisen entstanden; indessen waren die sonstigen Fäulnisserscheinungen

*) Berl. klin. Wochenschrift. 1877. Nr. 9.
**) Virch. Arch. 1861, Bd. 22, p. 437.

gering. Die schwarzen Körnchen fanden sich auch an (oder in) den Leberzellen und Nierenepithelien. Abweichend ist, dass in diesem Falle auch das Hirn die schwarze Färbung zeigte.

Ich reihe die Fälle von Rosenstein und Grohe der nebenstehenden kleinen Uebersichtstabelle an (s. p. 44). Für die quantitativ untersuchten Fälle habe ich die Totalmengen des Eisens in der Leber berechnet, unter der Voraussetzung, dass die Leber 25 % feste Bestandtheile enthält. Für Fall V war das Lebergewicht bei der Section bestimmt; für die übrigen Fälle wurde ein mittleres Gewicht von 1500 Gramm angenommen. —

Die Organe, in welchen das Eisen in den oben geschilderten Fällen sich vorfand, sind (abgesehen von der unten zu besprechenden Milz) vor allem die Leber, demnächst (jedoch nicht in allen erwähnten Fällen eisenhaltig befunden) Niere und Pancreas. — Knochenmark, Lymphdrüsen, Speicheldrüsen, Schilddrüse, Herzmuskel, Plexus chorioidei wurden nur in einem Theil der Fälle untersucht, aber nur ausnahmsweise erheblich eisenhaltig befunden.

Für das blosse Auge zeigten die eisenhaltigen Organe nur im Fall V etwas Bemerkenswerthes: sie waren sämmtlich mehr oder weniger rostbraun gefärbt. In den übrigen Fällen war die bräunliche Färbung viel geringer oder wurde gar nicht bemerkt; am deutlichsten war sie noch an der Leber, zumal in Anbetracht der allgemeinen Anämie sämmtlicher Organe. *)

Bei der Section zeigte sich oft in sehr auffallender Weise an den eisenhaltigen Organen eine umschriebene Schwarzfärbung, soweit dieselben mit Darmschlingen in Berührung waren, — durch den Schwefelwasserstoffgehalt der letzteren bedingt. Von der auch sonst durch Zersetzung des Blutfarbstoffs bedingten ähnlichen Färbung unterscheidet sie sich durch ihre grössere Intensität und ihr Auftreten schon vor stärkerer Entwicklung der Fäulniss.

Bei mikroscopischer Untersuchung findet man in den eisenhaltigen Organen hellbräunlich gefärbte Körner und Körnchen von der Grösse des eben sichtbaren bis zum halben Durchmesser rother Blutkörperchen. Diese Körner zeigen mit NH_4S oder Ferrocyankalium die intensivste Färbung, indessen zeigen unzweifelhaft auch vorher farblose Körnchen eine deutliche Schwarzgrün- resp. Blaufärbung. Die diffuse Färbung der Zellen war, wenn vorhanden, stets nur wenig intensiv. Freilich muss bemerkt werden, dass die angewandten Reagentien Schwefelammonium und Ferrocyankalium mit Salzsäure an sich schon verändernd (das erstere lösend, das andere coagulirend) auf die Eiweisskörper der Zelle wirken und dass die Eisenreaction sich im Allgemeinen reinlicher an den alkoholgehärteten als an den frischen Organen ausführen lässt. Jedenfalls aber ist schon im frischen Zustande der weitaus grösste Theil des Eisens an ungelöste Körnchen gebunden, die wegen ihrer zum Theil so schwachen (natürlichen und Reactions-) Färbung sicher nicht reines Eisenoxydhydrat sind, sondern aus einer Eiweissverbindung des Eisens bestehen; dieser Verbindung ist es auch zuzuschreiben, dass alle nicht zu intensiv (schwarzgrün oder blau) gefärbten

---

*) Schon in frühern auf Fe-gehalt nicht näher untersuchten Fällen (Fall v. Fede, Medic. Centralbl. 1875, p. 780, und dem ersten meiner Fälle von perniciöser Anämie (l. c. p. 15) ist die gelbbraune Farbe der Leber erwähnt.

Nr.	Klinisches Bild.	Abnorm eisenhaltige Organe.	Procentische Eisenmenge in			Totalmenge des Eisens in der Leber.
			Leber.	Niere.	Milz.	
I.	T. A. 49 J. m.	Anaemie	Leber, Niere, Pancreas	1,89			7,09 grm.
II.	E. S. 34 J. w.	Anaemie	Leber, Niere, Pancreas	0,539	0,287		2,02 grm.
III.	B. S. 56 J. w.	Anaemie	Leber, Milz (*Pancreas, Niere, Herzmuskel* nicht)	0,364			1,37 grm.
IV.	E.-P. 47 J. w.	Anaemie	Leber, Niere				
V.	B. 33 J. m.	Diabetes mellitus	Leber, Pankreas, Milz, Speicheldrüsen, Schilddrüse, Lymphdrüsen, Plex. chorioid., Herzmuskel, Knochenmark	3,607			26,96 grm.
(VI.)	Fall von Rosenstein D. 36 J. m.	Anaemie	Leber, Niere, Milz	0,5187	0,042	0,227	1,95 grm.
(VII.)	Fall v. Grohe W. 49 J. m.	Anaemie	Leber, Niere, Milz, Pancreas (?), Hirn.				

Wie ausserordentlich die hier mitgetheilten Zahlen für den Eisengehalt der verschiedenen Organe sind, ersieht man daraus, dass nach Gorup-Besanez (deutsch. Arch. f. klin. Med. 1870, Bd. 8, p. 209) 100 grm. getrockneten Menschenblutes 0,1575 Fe enthalten, und das Hämoglobin, die eisenreichste Substanz des Körpers, 0,42 % Fe.

Klumpen und Körner durchsichtig sind, das Eisen durch die Reagentien, also nicht als körniger Niederschlag gefällt ist. Uebrigens dauert es selbst an dünnen Schnitten einer eisenhaltigen Leber, welche in NH_4 S Lösung gelegt wurden, oft einige Zeit, ja eine halbe Stunde, bis die Schwarzfärbung in voller Intensität hervortritt;· gegenüber dem sonstigen Verhalten mikroscopischer Schnitte gegen alkalische Lösungen ist dies nicht auf langsame Durchtränkung des Schnittes mit der Lösung zurückzuführen, sondern auf die erst allmalig sich lösende Verbindung des Eisens mit der organischen Substanz. Auch im Reagenzglas tritt die Reaction mit Schwefelammonium oder Blutlaugensatz an eisenhaltigen Eiweisslösungen oder eisenhaltigen Urinen nur langsam ein.

Im Ganzen ist die mikrochemische Reaction mit Schwefelammoniumlösung leichter und sicherer anzustellen als mit der eiweisscoagulirenden Mischung von Ferrocyankalium und Salzsäure. Behufs letzterer thut man am besten die mikroskopischen Schnitte zuerst für $\frac{1}{2}$ bis 1 Stunde in neutrale (etwa $1^0/_0$) Ferrocyankaliumlösung und dann erst für einige Augenblicke in salzsaures Wasser zu legen. (Die leichte Blaufärbung, die sich an mikroscopischen Schnitten nach Imbibition mit Ferrocyankalium bei längerem Liegen — viele Stunden oder Tage — durch theilweise Zerseztung des Salzes einstellt, darf hiermit nicht verwechselt werden.)

In allen Fällen waren diese Eisenalbuminatkörnchen in den eigentlichen Drüsenzellen der Leber, der Niere, des Pancreas abgelagert. In der Leber waren sie reichlicher in den peripheren Theilen der Läppchen, in der Niere waren, wie in den H e i d e n-h a i n 'schen Versuchen mit indig-schwefelsaurem Natron *), die Malpighischen Kapseln stets frei. Von den Harnkanälchen hatten nur solche der Rinde, und auch hier nur einzelne, eisenhaltige Epithelien. Im Pancreas schien die Vertheilung eine gleichmässige zu sein. — Das Bild dieser Eisenanhäufung in den Drüsenzellen legt den Gedanken an Stockung oder Unterdrückung einer begonnenen Ausscheidung des Metalles nahe.

II.

Physiologisches Vorkommen des Eisens. Die einzige genauer gekannte Verbindung des Eisens im Körper ist das Hämoglobin mit 0,42 pr.C. Fe ; die Menge des in dieser Form im Blute eines Erwachsenen vorhandenen Eisens beträgt etwa 3 Gramm. Die meisten Organe und Gewebssäfte enthalten ferner geringe Mengen von Eisen, das indess wie im Blute nicht direkt durch Reagentien nachweisbar·ist, sondern erst nach erfolgter Zersetzung resp. Veraschung. Von den Flüssigkeiten des Körpers macht allein die G a l l e eine Ausnahme, -- hier lässt sich das Eisen nach Ansäuern und Entfärben mit Chloroform direkt nachweisen, wie K u n k e l **) zeigte und wie ich mit der Einschränkung bestätigen kann, dass sowohl bei der Fistelgalle von Hund und Kaninchen, wie bei der Blasengalle vom Menschen mir die Eisenreaktion auch sehr oft ausblieb.

---

*) Arch. f. mikroscop. Anatomie. Bd. 10.
**) Pflüger, Archiv f. Physiol. 1876. Bd. 14, p. 358.

Von den festen Organen ist es die Milz, in welcher Scherer *) „einen eiweissartigen sehr eisenreichen Körper und ausserdem viel Eisen, wie es scheint, an Essigsäure und Milchsäure gebunden" fand. Nach Gorup-Besanez scheidet sich aus dem Filtrat vom Albumincoagulum des Milzextracts durch Zusatz von Essigsäure und gelindes Erwärmen eine körnig-flockige Masse ab, welche sich in überschüssiger Essigsäure nur wenig löst, beim Trocknen leimartig wird und aus dem stark eisenhaltigen Albuminat nebst Cholesterin und einem halbfesten Fett besteht. — Die Menge des Eisens berechnet sich nach den Analysen von Oidtmann in drei Fällen auf 0,1502 % (56jähriger geisteskranker Mann), 0,2549 % (geisteskranke Frau), 0,1663 % (56jähriger Mann, Marasmus) metallisches Eisen auf 100 Theile Trockensubstanz.

Auch Nasse **) hat dem Eisengehalt der Milz neue Aufmerksamkeit geschenkt; er findet das Organ besonders eisenreich bei Pferden, demnächst bei Ochsen, weniger bei Hunden und Ratten. Bei alten Pferden ist der Fe-gehalt grösser als bei jungen, kann bis auf 5 % der Trockensubstanz steigen. Das Eisen ist nach Nasse als Oxyd mit etwas Phosphorsäure und mit organischer Substanz verbunden in Form von gelblichen Körnern in der Milzpulpa enthalten und durch Salzsäure extrahirbar. Bei jungen Pferden sind die Körnchen unmessbar klein, nehmen bei älteren an Grösse zu. Durch Ferrocyankalium und Salzsäure färben sie sich schön blau; durch Kali oder concentrirte Essigsäure zerfallen die grössern in kleinere Bröckel. In den Malpighischen Körpern, dem Balkengewebe und den farblosen Zellen der Milz resp. des Milzvenenbluts finden sich die Körperchen nicht.

Neuerdings hat Nasse ***) eisenhaltige Körner auch im Knochenmark, namentlich in dem der Rippen bei älteren Pferden, seltner bei Menschen, gefunden; auch bei Hunden fanden sich solche, jedoch sehr ungleich bei verschiedenen Thieren und anscheinend ohne Beziehung zum Alter. Dieselben sollen nicht in Zellen eingeschlossen sein. Auch in das wässrige Extract des Knochenmarks geht (ausser dem Eisen des Hämoglobin) Eisen in Lösung oder in sehr feiner Suspension über. Uebrigens ging Eisengehalt des Knochenmarks und Eisengehalt der Milz nicht parallel, namentlich bei Hunden, wo oft das Knochenmark eisenhaltige Körner enthielt, die Milz aber nicht. Ferner findet sich Eisen in gewissen Pigmenten, was Perls ****) näher untersucht hat. Er kommt zu dem Ergebniss, dass sich überall da Eisenoxyd durch Salzsäure extrahiren oder mikrochemisch durch Ferrocyankalium und Salzsäure nachweisen lässt, wo sich aus Blutfabstoff körniges Pigment gebildet hat, namentlich also an Extravasaten gewissen Alters. Er findet ferner die Fe-reaction am Pigment der Milz, der braun indurirten Lunge, dem braunen Pigment jugendlicher Brochialdrüsen, weniger deutlich bei der schiefrig indurirten Lunge und den schiefrigen Brochialdrüsen, in einem Theil des Zellenpigments der Muskatnussleber, nicht in dem der normalen oder braunen Leber (höchstens hier um die interacinösen Gefässe herum). Auch an manchen dieser Stellen mag das Eisen von extravarsirtem Blute abstammen. —

*) Verh. d. phys. med. Gesellschaft z. Würzburg. 1852. Bd. II. p. 298.
**) Marburger Sitzungsberichte, 1873, Nr. 5.
***) Marburger Sitzungsberichte, 1877, Nr. 3.
****) Virch. Arch. Bd. 39, pag. 42, 1867.

Meine eigenen Beobachtungen haben mir (abgesehen von vollständiger Bestätigung der Angaben von Perls) ergeben, dass sich in der Milz allerdings Eisen durch die früher erwähnten mikrochemischen Reactionen ausserordentlich häufig nachweisen lässt, bei Thieren (Hund, Kaninchen, Frosch) wie beim Menschen. Meist sind es rundliche oder etwas eckige Körnchen vom eben sichtbaren bis zu 3—5 μ Durchmesser, welche isolirt, gruppenweise oder conglomerirt liegen und meist mehr oder weniger rostfarben sind, doch treten sehr häufig nach Zusatz des Reagens viel mehr gefärbte Körner auf, als vorher rostfarbne sichtbar waren; es entspricht also die Färbung nicht genau der Intensität der Eisenreaction, auch gibt es häufig eine Anzahl anscheinend gleichgefärbter rostfarbner Körner, welche die Eisenreaktion nicht zeigen. Eine grosse Zahl dieser Fe-haltigen Körner und Körnchen liegen i n den grossen und kleinen Rundzellen der Milzpulpa, — ob alle, lässt sich nicht entscheiden. Im Allgemeinen ist diese Eisenreaction ausgesprochener bei älteren Menschen und Thieren, doch gibt es keine bestimmte Regel dafür. Die Milzfollikel sind stets frei.

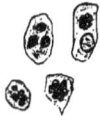

A. Pulpazellen der Milz.
B. Leberzellen v.Hund 2.p.48 beide mit NH₄S beh.

Die Lymphdrüsen zeigen bei Hunden in ihrer Marksubstanz sehr häufig ein orange- bis rostfarbnes Aussehen. Mikroscopisch und makroscopisch zeigt die Marksubstanz mit NH₄ S in den um die Gefässe herum gelegenen Partien ganz gewöhnlich eine sehr deutliche Eisenreaction, für deren Einzelheiten das von der Milz Gesagte gilt. An den Lumbaldrüsen, den Axillar- und den Halsdrüsen ist die Reaction gewöhnlich ausgesprochener als an den mesenterialen Drüsen, bei älteren Thieren stärker als bei jüngern, trotzdem aber wohl kaum auf Traumen oder Entzündungen zu beziehen. Beim Menschen findet sich diese Eisenreaction in der Marksubstanz der Lymphdrüsen weniger häufig und weniger ausgesprochen.

Das Knochenmark habe ich bisher nur in einer mässigen Zahl von Fällen beim Menschen untersucht und nur einmal Rundzellen mit eingeschlossnen eisenhaltigen Partikeln, wie in der Milz, angetroffen.

In der Leber des Menschen kam Eisenreaction, ausser in den oben erwähnten Fällen einigemal zur Beobachtung bei chronischer Stauungshyperämie an feinen im interacinösem Gewebe längs der Gefässe gelegenen Körnchen — wohl der Rest capillarer Blutaustritte. Einigemal beobachtete ich bei Hunden in der Leber eine sehr deutliche Eisenreaction :

1. Pinscherhund, ziemlich alt, noch nie zu Versuchen benutzt, stirbt in Aethernarkose (Febr. 1868). Leberschnitte (sowohl frisch als nach Alkoholhärtung) zeigen durch NH₄ S eine schwarzgrüne Färbung, welche an rundlichen Körnern von etwa Blutkörpergrösse haftet. Die nähere Untersuchung (auch mit Ferrocyankalium und an Pinsel- und Carminpräparaten) zeigt, dass diese Körner innerhalb der Lebercapillaren liegen, ziemlich gleichmässig durch das ganze Läppchen vertheilt. Sie sind rundlich, seltner eckig oder maulbeerförmig und vor Zusatz des Reagens farblos. Ob einige auch ausserhalb der Gefässe, etwa in Leberzellen liegen, bleibt zweifelhaft. Die (bräunliche) Pulpa der Milz zeigt sehr intensive Eisenreaction, die an den zahlreichen bräunlichen Pigmentschollen am deutlichsten, aber nicht auf diese beschränkt ist.

Die Nieren und Lungen zeigen keine, die Mesenterialdrüssen schwache Eisenreaction um einzelne Gefässe der Marksubstanz herum.

47

2. Alter Hund (Dez. 1871), bei einem Rückenmarksversuch getödtet. Leber ziemlich hell, Zellen mikrosopisch ohne Fett, hie und da hellgelbe Pigmentkugeln im Gewebe eingestreut. Durch NH₄S färben sich diese, sowie eine Anzahl vorher nicht sichtbarer schwarzgrün bis schwarz. Dieselben scheinen zum Theil in, zum Theil ausser den Zellen zu liegen. Die Kugeln sind theils rund oder länglich, scharf begränzt (etwa wie rothe Blutkörper oder etwas grösser), oder erscheinen als Körnchenhaufen (s. Holzschnitt p. 47). — Aehnliche, doch nicht auffallend viele solcher Gebilde in der Milz.

Dieser Befund in der Hundeleber unterscheidet sich von dem Befund der unter I. aufgeführten pathologischen Fälle dadurch, dass die eisenhaltigen Körner durchschnittlich grösser und in dem einen Fall innerhalb der Lebercapillaren gelegen waren. In den Lebern vieler anderer Hunde, die ich untersuchte, fand ich ähnliches nur noch einige Mal bei Thieren, die vorher Eisen bekommen hatten (s. Nr. 5. 8. 9., Abschn. III p. 49), jedoch war dies, wie ich unten zeigen werde, wahrscheinlich unabhängig von der Eisenfütterung.

III.

Durch Zufuhr von aussen kann Eisen bekanntlich in Form von Eisenocker und von eisenhaltigem Staub durch die Respirationsorgane in beträchtlicher Menge aufgenommen werden. *)

Es wird dann im Gewebe der Lungen und Bronchialdrüsen abgelagert, ohne jedoch weiter vorzudringen. —

Bei medicamentöser Einfuhr in die Verdauungsorgane scheint gewöhnlich nur wenig Eisen resorbirt zu werden. Ohne auf diese ziemlich weitschichtige Frage hier sonst einzutreten, führe ich nur einige Versuche an, betreffend die Ablagerung des eingeführten Eisens in gewissen Organen, namentlich der Leber.

Die Ausführung der Versuche ist keine ganz gleichartige. Es hat dies darin seinen Grund, dass dieselben zu sehr verschiedenen Zeiten und daher von etwas verschiedenen Gesichtspunkten aus angestellt worden sind.

1. Kleiner Hund (6,5 Kilo) bekommt 30 Tage lang (Juli 1877) täglich 1,3 Gramm ferr. sulfuric. oxydulat. — gelöst in Milch und Wasser, hat stets guten Appetit, nur in den letzten Wochen zuweilen Diarrhoe; wird durch Verblutung getödtet. — Ungefärbt durch NH₄S bleibt Pancreas, Magenschleimhaut, Darmschleimhaut, Niere und Lunge. Die Milzpulpa zeigt starke Fe-reaction (wie früher beschrieben an Körnchen und Körnchenhaufen, z. Th. auch an gelben Pigmentkörnern). Die Leber wird in NH₄S schwarzgrün. Mikroscopisch sieht man, dass die Färbung den Grenzstreifen der acini folgt; es sind vereinzelte dunkelgrüne Schollen in der Umgebung der Gefässe, anscheinend in rundlichen Zellen gelegen.

Die Analyse der Leber (Dr. Ch. Aeby) ergiebt auf 100 Th. Trockensubstanz

$$0,28 \text{ Th. } Fe_2O_3 = 0,161 \text{ Fe.}$$

Die Marksubstanz der Lymphdrüsen zeigt starke Eisenreaction.

2. Pinscher, bekommt 4 Wochen hindurch (April 1877) täglich 1,0 Gramm ferr. lactic. in Pillen, frisst gut, wird in dieser Zeit sehr fett; wird 8 Tage später durch Verbluten getödtet. — Weder Leber noch Niere oder Milz zeigen makroscopisch oder mikroscopisch Eisenreaction. 100 Th. Trockensubstanz enthalten 0,198 Eisen.

3. Pinscher, bekommt 3 Monate hindurch (April bis Juni 1876) täglich 1,0 ferr. lactic. in Pillen; wird 14 Tage später getödtet. Die Leber färbt sich durch NH₄S nur schwarzgrau. Die quantitative Untersuchung der Leber ergiebt 0,116 Proc. Eisen auf 100 Th. Trockensubstanz.

---

*) S. die Arbeiten v. Kussmaul, Zenker, Merkel, Deutsch Arch. f. klin. Med. Bd. 2, 6, 8, 9.

4. Pinscher, bekommt 3 Monate hindurch täglich 0,5 ferr. pulveratum in Pillen; stirbt 7 Monate später. Bei mikroscopischer Untersuchung zeigt die Leber keine Eisenreaction. 100 Th. Trockensubstanz enthalten 0,181 Proc. Eisen.

5. Kleiner Pinscher, bekommt (April 1868) 5 Wochen hindurch täglich 1 Gramm ferr. lacticum mit Zucker oder Fett und Brot; wird dann durch Strychnin getödtet. — Die Leber färbt sich durch $NH_4 S$ grünlich; mikroscopisch sieht man (ob in den Leberzellen?) hie und da im Gesichtsfeld rundliche, dunkelgrün gefärbte Körner von etwa 6 μ Durchmesser.

6. Kleiner Hund, bekommt (April 1868) 3 Wochen hindurch täglich 0,02 bis 0,04 Gramm ferr. lacticum subcutan, wird durch Verblutung getödtet. — Die Leber wird mit $NH_4 S$ nur schmutzig grüngrau; mikroscopisch findet sich keine Eisenreaction. — Die Milz enthält mässig viel eisenhaltiges Pigment.

7. Kaninchen, bekam binnen 17 Tagen 5 mal Lösung pflanzensaurer Eisensalze theils subcutan, theils innerlich (Juni 1868); stirbt am Tage der letzten subcutanen Einspritzung. — Die Leber färbt sich grün durch $NH_4 S$; mikroscopische Schnitte erscheinen diffus schwach grünlich; an vereinzelten Stellen sieht man Leberzellen diffus grün gefärbt und mit eingelagerten dunkelgrünen Körnchen.

8. Wachtelhund, mittelalt, bekommt im Juni 1868 zu verschiedenen Malen Eisensalze innerlich und subcutan; wird durch Verblutung getödtet Anfang Juli.

L e b e r zeigt mässige Fe reaction. Dieselbe haftet an rundlichen Körpern, die meisten etwa von der Grösse von Blutkörpern, die, in den Leberzellen gelegen, sich durch $NH_4 S$ grünschwarz färben; ohne Zusatz des Reagens erscheinen sie (weniger zahlreich) als braungelbe Körper. In den Lebercapillaren sind sie (wenigstens sicher) nicht nachzuweisen. Die Milz zeigt ziemlich wenig Pigment, aber ebenso wie die Lymphdrüsen deutliche Eisenreaction; die Niere nicht.

9. Dogge, mittelalt, zu Versuchen mit Thiryscher Darmfistel benutzt; bekam (Juli 1867) 2 Monate vor dem Tode 14 Tage lang ferr. lactic. innerlich und zweimal eine Injection v. sol. ferr. sulfuric. in die v. jugularis. — Durch KaCy und Verblutung getödtet.

Der mikroscopische Befund der Leber sehr ähnlich wie bei dem Hund I, Abschn. II., p. 47; die eisenhaltigen Körner etwa von der Grösse von Blutkörpern, rundlich, eckig oder maulbeerförmig, innerhalb der Capillaren gelegen. Doch zeigen auch einzelne Leberzellen diffuse Fe-reaction, einzelne andre enthalten eines der genannten eisenhaltigen Körner.

Die Milzpulpa zeigt starke, die Mesenterialdrüsen schwache Eisenreaction.

Der mikrochemische Nachweis des Eisens in Milz und Lymphdrüsen kann bei dem physiologischen Eisengehalt dieser Organe natürlich nicht auf die Eisenfütterung bezogen werden, zumal die mikroscopischen Formen dieselben waren wie sonst.

Die quantitativen Eisenbestimmungen der Leber in den 4 ersten Versuchen — zu sehr verschiedener Zeit nach dem Aufhören der Fe fütterung ausgeführt — leiden an der durch den Blutreichthum des Organs bedingten Unsicherheit, die sich auch durch den Verblutungstod (Vers 1 u. 2), nicht ganz eliminiren lässt (selbst Ausspülung der Gefässe würde nicht völlig zum Ziele führen). Sie ergeben 0,161 — 0,198 — 0,116 — 0,181 Fe auf 100 Thl. Trockensubstanz, also etwas, z. Th. erheblich mehr als O i d t m a n n in der menschlichenr Leber fand (0,0812 %). Von der normalen Hundeleber standen mir bisher Analysen nicht zu Gebote. Es muss darnach durchaus zweifelhaft bleiben, ob längere Zufuhr von Eisenpräparaten zu Anhäufung von Eisen in der Leber führt, zumal die Menge des Metalls sofort oder bald nach Aufhören der Fütterung die Menge bei späterer Untersuchung nicht merklich überwiegt. Jedenfalls bleiben diese Zahlen weit hinter den Zahlen der pathologischen Fälle beim Menschen in Abschnitt I zurück.

N a s s e fand (l. c. p. 43) nach Monate langer Eisenfütterung bei Hunden keine Anhäufung des Metalls in der Leber (0,09 % Fe auf 100 Th. Trockensubstanz) und auch mikrochemisch nur wenige Körner eisenhaltig.

Dagegen fanden sich, in den Fällen 8 und 9 nach nicht reichlicher Eisenfütterung eisenhaltige Körner etwa von der Grösse rother Blutkörperchen, das eine Mal in den Capillaren, das andere Mal in den Leberzellen; sie waren theils farblos, theils braungelb gefärbt, meist homogen, rundlich, selten aus kleinern Körnchen zusammengesetzt. Dieser Befund stimmt vollkommen mit dem im Abschnitt II bei Hund 1 und 2 beschriebenen überein, wo die Thiere kein Eisen bekommen hatten. Da ferner in den Fällen 1—4 bei konsequenter Eisenfütterung die Leber dies Bild nicht zeigte, wird man auch im Fall 8 und 9 (und ebenso im Fall 5) den Befund an der Leber kaum auf die Eisenzufuhr beziehen, denselben vielmehr als zufällig damit zusammenfallend ansehen dürfen. Es scheint demnach, dass bei Hunden ohne nachweisbare Eingriffe oder pathologische Veränderungen eisenhaltige Körner in den Capillaren und in den Zellen der Leber vorkommen können, doch ist dies inconstant und jedenfalls seltener als in der Milz. Auch scheinen dieselben grösser und mehr homogen, nicht conglomerirt zu sein; sie sind bald farblos, bald braungelb. Nach Grösse und Gestalt könnten sie sehr wohl durch Veränderung rother Blutkörper entstanden sein.

IV.

Es ergiebt sich aus den mitgetheilten Beobachtungen, dass sowohl unter physiologischen Verhältnissen, wie in Krankheiten ausser dem Hämoglobin in verschiedenen Organen des Thierkörpers Eisen vorkommt und durch die gewöhnlichen Reagentien nachweisbar ist, am häufigsten in Milz, Lymphdrüsen und Leber.

Da dieser Eisengehalt, auch unter physiologischen Verhältnissen, kein constanter ist, scheint es passend, die betreffenden Fälle auch speciell zu benennen und den Zustand als Siderosis zu bezeichnen. Dass' das Wort auch schon für die Eisenstaublunge, die Pneumonokonios siderotica gebraucht wurde, dürfte kaum hinderlich oder verwirrend sein, — der Ursachen erhöhten Eisengehalts eines Organes kann es eben verschiedene geben.

Woher stammt nun in den oben beschriebenen Fällen das Eisen?

Bei der weiten Verbreitung des Metalls könnte man zunächst an direkte Einfuhr von aussen durch die Verdauungswege denken, zumal für die Leber, da auch andere Metalle (Cu, Pb, Hg) hier aufgespeichert werden. Bei den Anämien (Abschnitt I) namentlich hätte sehr wohl eine medicamentöse Eisenzufuhr stattgehabt haben können, wenn dieselbe durch die dabei vorhanden gewesenen schweren Verdauungsstörungen auch sehr unwahrscheinlich wird. Direkt darauf gerichtete Versuche an Thieren (Abschnitt III) lassen es aber durchaus zweifelhaft erscheinen, ob eine Ablagerung medicamentös gereichten Eisens in der Leber überhaupt statthabe. Man würde daher die Siderosis der Leber in den pathologischen Fällen nur unter der Voraussetzung abnorm erhöhter Resorption oder abnorm herabgesetzter Ausscheidung des eingeführten Metalles erklären können. Dass für Milz- und Lymphdrüsen der Eisengehalt von der Einfuhr in die Verdauungswege abhänge, konnte ich auch nicht finden. Die mikrochemische Eisenreaction war nach Eisenfütterung individuell ebenso verschieden wie bei anderen Thieren.

Es erscheint also höchst unwahrscheinlich, dass die physiologische Siderosis der Leber, Milz und Lymphdrüsen als unmittelbare Ablagerung direkt in den Körper eingeführten Eisens anzusehen sei.

Dann ist das Eisen dieser Organe also schon längere Zeit im Organismus gewesen, — vielleicht in andrer Form, am andren Ort? Wir hätten es hier mit einem Object des intermediären Stoffwechsels, einem der Durchgangspunkte in dem Kreislauf des Eisens innerhalb des Organismus zu thun? — Dass ein solcher Kreislauf überhaupt existire, müssen wir nach vielfachen Analogien annehmen, und um so mehr, als nur geringe Mengen von Eisen sich in den Excreten finden und der Körper also lange Zeit mit derselben Masse von Eisen zu arbeiten scheint. Da der weitaus grösste Theil dieses Metalles sich in Form von Hämoglobin in den rothen Blutkörpern findet, wird der Kreislauf des Eisens auch wesentlich an die Schicksale dieser Elemente, ihren Untergang und ihren Aufbau geknüpft sein und in der That sind unter den Organen, in welchen am häufigsten Eisen nachgewiesen wurde, ja Milz und Lymphdrüsen wohl unzweifelhaft an der Blutkörperbereitung betheiligt; in dem ihnen physiologisch verwandten rothen Knochenmark wies Nasse Fe-haltige Körner nach, und dass die Leber an der Blutkörperbildung betheiligt sei, ist für das Fœtalleben sicher erwiesen, ihre Beziehung zum Untergang derselben auch für das spätere Leben vielfach behauptet und mit Gründen gestützt worden.

Für Knochenmark, Milz und Lymphdrüsen nimmt man nach den jetzt verbreiteten Anschauungen bekanntlich an, dass in diesen Organen sowohl die Neubildung von Lymphkörperchen, als auch ihre Umwandlung in rothe Blutkörper vor sich gehe. Wie weit das Material der abgenutzten rothen Blutkörper für die Neubildung verwerthet wird, ist ziemlich unbekannt, namentlich weiss man nicht, ob das Hämoglobin aus den alten Blutkörpern unverändert an die neuen übergeht, oder ob es erst zersetzt und das darin enthaltene Eisen nun zu neugebildetem Hämoglobin verarbeitet wird. Dass der letztere Vorgang, wenigstens für einen Theil der rothen Blutkörper statthabe und zwar in der Milz, ist deshalb wahrscheinlich, weil sich in diesem Organ so gewöhnlich Pulpazellen mit rothen Blutkörpern, gelben Pigmentschollen und endlich mit Eisenalbuminatkörnern in ihrem Innern vorfinden. Bei ihrer grossen Häufigkeit ·dürften diese Gebilde kaum als pathologisch anzusehen sein, und wenn man sie bei manchen Individuen (und es sind dies meist ältere) reichlicher findet als bei andern, so würde sich dies vielleicht aus einer langsameren Verarbeitung des Materials, einer langsameren Blutkörperneubildung, erklären. Nasse hat die Vermuthung aufgestellt, dass die derbere Milz gewisser Thiere (z. B. Pferd, Ochse) mehr der Zerstörung, die weichere Milz andrer Thiere (z B. Hund, Ratte) mehr der Neubildung rother Blutkörper diene. Wäre dies richtig, so müsste es im ersteren Falle entweder zu einer Aufspeicherung des frei gewordenen Eisens in der Milz kommen, oder dasselbe müsste in andrer Form an den Ort der Blutkörperneubildung zu weiterer Verarbeitung geführt werden. Es scheint einfacher anzunehmen, dass diese Verarbeitung in demselben Organ stattfindet und dass eine Aufspeicherung eisenhaltiger

Körner nur ein Zeichen des (vorübergehend oder dauernd) gestörten Gleichgewichts zwischen Untergang und Neubildung von Blutzellen sei. Bei ganz normalem Verhalten findet der Umsatz vielleicht so schnell statt, dass es zu einer merklichen Pigment- oder Eisenaufspeicherung gar nicht kommt.

Für die Marksubstanz der Lymphdrüsen wird man, wegen des so häufigen Gehalts an gelbem Pigment und Eisen, Neubildung und Untergang der rothen Blutkörper, wie in der Milz, annehmen dürfen. Auf das Knochenmark ist das gleiche Argument vorläufig nur mit Reserve anzuwenden bis noch zahlreichere Beobachtungen über seinen Eisengehalt vorliegen werden.

Dass in der Leber rothe Blutkörper normaler Weise untergehen, hat man angenommen, seitdem die Abstammung des Gallenfarbstoffs aus dem Blutfarbstoff wahrscheinlich geworden war. Da das Bilirubin eisenfrei ist, musste das Eisen des Hämatins abgespalten und anderswo geblieben sein; während P. A. Young *) dieses Eisen in dem Eisengehalt der Galle wieder finden wollte, kommt Kunkel **), nach Bestimmung der gleichzeitig ausgeschiedenen Bilirubin- und Eisenmengen der Fistelgalle bei Hunden zu dem Schluss, dass nur $\frac{1}{7}$ des abgespaltenen Eisens sich in der Galle wieder finde, der Rest also zurückgehalten sein müsse.

In welcher Weise dieser aus chemischen Gründen bewiesene Untergang rother Blutkörper statt habe, wissen wir bisher nicht. Vielleicht können aber die in Abschnitt II und III beschriebenen Befunde an der Hundeleber darauf bezogen werden, da, wie schon oben erwähnt, die Form und Grösse der in den Capillaren und Zellen der Leber vorgefundenen eisenhaltigen Körner an Blutkörper erinnern, und man von den braungelb gefärbten wohl ihre Abstammung von rothen Blutkörpern annehmen darf. ***)

Wesshalb diese eisenhaltigen Körper einige Male in den Capillaren, andre Male in den Leberzellen selbst sich fanden, bleibt freilich eine offene Frage; es könnte selbst sein, dass beide Befunde verschiedene Bedeutung haben und die in den Capillaren gelegenen farblosen Körper (Fall 1, Abschnitt II), verschleppte Milzzellen wären.

Leider sind diese mir nur bei Hunden und andeutungsweise bei Kaninchen vorgekommenen Befunde, obwohl anscheinend dem Gebiet des Normalen angehörig, so zufällig, dass ich diese Fragen bisher nicht weiter verfolgen konnte. —

---

*) Journ. of anatomy and physiology 1870, II. Ser., Bd. 7.

**) Pflügers Archiv f. Physiologie 1876, Bd. 14.

***) Dass rothe Blutkörper überhaupt in die Leberzellen hineingelangen und dort verarbeitet werden können, beobachtete ich früher in einem Falle von Aneurysma der Leberarterie (s. Berl. klin. Wochenschrift 1871, Nr. 30), das zu profusen Blutungen in die Gallenwege führte. Entsprechend der Verästlung des durch das Aneurysma verlegten Gallenganges fanden sich stecknadelkopf- bis bohnengrosse rothbraune Stellen, an denen das Lebergewebe erweicht, von Spindel- und Rundzellen durchsetzt ist und massenhaft gelbes, durch NH_4S sich schwarzgrün färbendes Pigment enthält. Die Pigmentkörner liegen theils frei, theils im interlobulären Bindegewebe, theils in den Leberzellen; in einzelnen Läppchen scheinen sie sämmtliche Leberzellen zu erfüllen. In einigen kleineren Heerden findet sich ein mehr orangefärbtes eisenfreies Pigment. — In diesem Falle war also durch den Blutdruck das Blut bis in die feinsten Gallengänge gepresst und wahrscheinlich von hier aus die Blutkörperchen in die Leberzellen gelangt und darin in eisenhaltiges Pigment verwandelt worden.

Uebrigens sprechen auch die chemischen Analysen für einen hohen Eisengehalt der Leber im Vergleich zu andern Organen.

Es enthalten

	100 Th. Trockensubstanz.	100 Th. Asche.	
Ochsenfleisch	0,0192 Fe *		Boussingault
	(0,027 Fe) **	0,68 Fe	Stölzel
Pferdefleisch	(0,028 Fe) **	0,70 Fe	Weber
Menschenleber	0,0812 Fe	1,92 Fe	Oidtmann
Menschenblut	0,1575 Fe		Gorup-Besanez.

Es zeigt sich also, dass durchschnittlich die Lebersubstanz 2—3 mal mehr Eisen als der Muskel und die Hälfte so viel Eisen als das Blut enthält. Wenn auch der Blutgehalt der Leber im Cadaver grösser ist, als der des Muskels, dürfte diess zur Erklärung des erheblichen Unterschieds doch kaum genügen, vielmehr die Lebersubstanz selbst eisenreicher sein als der Muskel.

Sehr verschieden von der bisher besprochenen Art der Eisenablagerung sind die in Abschnitt I beschriebenen Fälle vom Menschen, besonders da die Siderosis hier auch andere und zum Theil sehr zahlreiche Organe betrifft. Freilich ist in allen diesen Fällen auch die Leber der Haupttheerd der Eisenablagerung; hier findet sich aber das Eisenalbuminat nicht in grösseren Kugeln sondern in einzelnen oder conglomerirten Körnchen sehr verschiedener Grösse und durchweg in den Leberzellen, meist (F. 1. 2. 3. 4.) reichlicher im peripheren Theil der Läppchen abgelagert.

Abgesehen von Fall 5, in welchem sehr zahlreiche Organe eisenhaltig waren, sind die übrigen 4 Fälle eigener und die 2 Fälle fremder Beobachtung sämmtlich perniciöse Anämien mit bedeutender allgemeiner Cachexie. In allen diesen Fällen war die Leber, 5 mal die Niere (1, 2, 4, 6, 7), 2 mal das Pancreas (1, 2) eisenhaltig. Die Milz wurde nur in 2 Fällen untersucht und eisenhaltig befunden.

Schon oben wurde mit grosser Wahrscheinlichkeit gezeigt, dass es sich in diesen Fällen um eine Ablagerung medicamentös eingeführten Eisens wohl nicht handeln könne. Bei der Natur der Krankheit und dem Fehlen direkter Blutverluste, könnte man nun sehr wohl auf den Gedanken kommen, dass hier ein Untergang rother Blutkörper stattgehabt und zur Ablagerung des dadurch frei gewordenen Eisens in der Leber geführt habe. Die in einigen dieser Fälle beobachteten eigenthümlichen Formen der rothen Blutkörper (Poikilocytose), die ich als Zerfallsproducte gedeutet habe, würden diese Annahme auch unterstützen. Freilich würde damit der Eisengehalt der Niere und des Pancreas nicht erklärt sein (ob die Milz in diesen Fällen reicher an Eisen als gewöhnlich gewesen sei, ist leider nicht untersucht worden).

Um dieser Frage näher zu treten, wurde in zahlreichen anderen Fällen von chronischen anämisirenden Cachexien, namentlich die Leber, aber auch andere Organe auf Siderosis untersucht, so besonders bei Ulcus ventriculi und bei bösartigen Geschwülsten, unter anderen auch in einem Falle von Lebercarcinom mit vollständiger Gallenstauung durch Verschluss des grossen Gallenganges, (wo also die Eisenausscheidung durch die Galle längere Zeit gehemmt war). In allen diesen Fällen liess sich niemals Eisen in der Leber mikrochemisch nachweisen.

Ein geeignetes Objekt für die Entscheidung dieser Frage schienen ferner Murmelthiere zu sein, welche, während des Winterschlafes bekanntlich im Zustande vollkommener Inanition verharrend, an Körper und Blutmasse ausserordentlich abnehmen. Bei zwei solchen Thieren fand sich am Ende des Winterschlafs an Leber und Niere keine Siderosis, dagegen zeigte bei beiden die Pulpa der Milz die auch physiologisch vorkommende mikrochemische Eisenreaction sehr stark.

---

*) Berechnet aus dem Gehalt des frischen Fleisches, 75 % Wasser vorausgesetzt.
**) Berechnet aus der Asche, 4 % Asche vorausgesetzt.

Wenn hier eine Eisenaufspeicherung während des Winterschlafs stattgefunden hätte, was ich wegen Mangel an einem wachenden Vergleichsobjekt nicht entscheiden kann, so war dieselbe unter den genannten drei Organen jedenfalls nur auf die Milz beschränkt. Da also sicherlich nicht bei jeder beliebigen langsam vorschreitenden Anämie eine Siderosis der Leber sich nachweisen lässt, werden wir in unsern Fällen noch besondere Umstände anzunehen haben. Als solche könnte man vermuthen eine mangelhafte Auscheidung des aus den Blutkörpern frei gewordenen Eisens, — entweder wegen Darniederliegen der Secretion der Leber und der andren Drüsen, oder wegen so massenhaften Zerfalles der rothen Blutkörper, dass auch die normale Secretion zur Ausscheidung des Eisens nicht genügt. Immerhin bleibt der Eisengehalt der Pancreaszellen und der Nierenepithelien der Rinde noch viel auffallender als derjenige der Leberzellen, da Harn und Pancreassecret normaler Weise nur Spuren von Eisen enthalten.

Noch unerklärlicher als die Siderosis dieser Unterleibsdrüsen in manchen Fällen perniciöser Anämie ist die Siderosis von Leber, Milz, Lymphdrüsen, Knochenmark, Pancreas, Speicheldrüsen, Schilddrüse, Plexus chorioidei und Herzmuskel in dem Falle von Diabetes mellitus; hier war der Eisengehalt der Leber am grössten, auch die mikrochemische Reaction der übrigen Organe am ausgesprochensten und diese schon frisch von bräunlicher Farbe. Man wird annehmen müssen, dass hier — und vielleicht auch bei den perniciösen Anämien — das Eisen in einer sonst nicht vorhandenen Verbindung in den Körpersäften circulirt habe, da es sonst nicht in alle jene so verschiedenartigen Gewebselemente hätte aufgenommen werden können.

Betrachten wir schliesslich noch die absoluten Eisenmengen, welche sich nach der quantitativen Analyse für die Gesammtmasse der Leber berechnen, so würden sich die Zahlen für Fall 2, 3 und 6 (2,02 — 1,37 und 1,95 Gramm) noch mit der Voraussetzung vereinigen lassen, dass dieses Eisen aus untergegangenen Blutkörpern aufgespeichert sei. Viel schwieriger erscheint die Annahme eines derartigen Ursprungs in Fall 1, wo die Eisenmenge der Leber 7,09 Gramm und namentlich in Fall 5, wo die Eisenmenge der Leber 26,96 Gramm betrug und dazu noch der Eisengehalt der übrigen Organe hinzukam. Da das Eisen in der Gesammtblutmasse eines gesunden Menschen nur etwa 3 Gramm beträgt, würde man diese enormen abgelagerten Eisenmassen aus dem Untergang rother Blutkörperchen selbst unter der Voraussetzung einer sehr langen Dauer dieses Vorganges nur schwierig erklären können, man wird durch diese grossen Zahlen doch wieder zu der Vermuthung geführt, dass hier die physiologische Eisenausscheidung gestockt habe, oder, wahrscheinlicher, dass von dem Organismus mehr Eisen als normal aufgenommen sei, — aus den Nahrungsmitteln oder aus eingeführten Medicamenten. Bei dem Diabetes mellitus würde diese vermehrte Eisenresorption vielleicht mit der veränderten chemischen Beschaffenheit der Körpersäfte und Sekrete in Verbindung zu bringen sein. —

Vorläufig ist es nicht möglich über die Entstehung dieser bisher einzig dastehenden Fälle von Siderosis mehr als Vermuthungen aufzustellen und Möglichkeiten anzudeuten. Es liegt dies wesentlich an unserer mangelhaften Kenntniss des physiologischen Eisenstoffwechsels; vielleicht wird durch diese pathologischen Beobachtungen einiges Licht auf denselben geworfen werden.

Die Resultate der vorstehenden Untersuchungen lassen sich etwa folgendermassen zusammenfassen:

Milz und Marksubstanz der Lymphdrüsen (sowie Knochenmark) enthalten sehr häufig ein durch Schwefelammonium mikrochemich nachweisbares Eisenalbuminat, das in Form von Körnchen in den Milzzellen enthalten ist, wahrscheinlich von untergegangenen rothen Blutkörpern abstammt und zur Neubildung solcher verwendet wird (physiologische Siderosis).

Auch in der Leber finden sich zuweilen, bald in den Capillaren, bald in den Zellen, eisenhaltige Körner, wahrscheinlich als Ausdruck eines normal hier stattfindenden Untergangs rother Blutkörperchen.

Bei gesunden Thieren ist nach Eisenzufuhr mit der Nahrung eine Aufspeicherung dieses Metalls in der Leber nicht sicher nachweisbar.

Pathologisch hat sich Siderosis bisher in mehreren Fällen perniciöser Anämie (und zwar namentlich in Leber, demnächst in Niere und Pancreas) und bei Diabetes mellitus (in verschiedenen Organen) gefunden.

Der Ursachen dieser Eisenanhäufung dürfte es verschiedene geben. Als die wahrscheinlichsten sind bis jetzt zu vermuthen ein besonders reichlicher Untergang rother Blutkörper und eine abnorm reichliche Resorption von Eisen, vielleicht in Folge veränderter Zusammensetzung der Verdauungssecrete.

Anhang.

Ueber Schwefelammonium als mikrochemisches Reagens und über die Gestaltveränderung der rothen Blutkörper durch dasselbe.

Da bei den im Vorigen aufgeführten Beobachtungen nicht von den möglichen Fehlerquellen bei dem Gebrauch des Schwefelammoniums als mikrochemisches Reagens die Rede war, komme ich hier noch kurz auf dieselben zurück.

Als gröbste Fehlerquelle fürchtete ich anfänglich äussere Verunreinigung der Präparate durch das überall so verbreitete Eisen, namentlich von Reagentien und Instrumenten her; die daher rührenden Verunreinigungen sind aber entweder so handgreifliche oder durch die Form der eisenhaltigen Partikel so leicht erkennbar, dass bei mikroscopischer Untersuchung hieraus kaum ein Irrthum entstehen kann; zur Schonung der Instrumente habe ich mich allerdings gläserner Präparirnadeln bedient.

Eine näher liegende Quelle der Täuschung ist die grünliche Färbung, welche durch das Schwefelammonium dem Blutfarbstoff der Organe ertheilt wird, sei es dass derselbe noch den in den Capillaren zurückgebliebenen Blutkörpern anhaftet, sei es dass er schon in die Gewebe imbibirt ist. Betrachtet man solche blutfarbstoffhaltigen Organe nach Benetzung mit Schwefelammonium mit blossem Auge, so erscheinen sie allerdings oft ziemlich dunkelgrün; am Rande und an dünnen Schnitten erscheint die Farbe aber nur graugrün, und unter dem Mikroscop bleibt kaum ein diffuser grünlicher Schimmer übrig. Wo hingegen in oben beschriebener Weise wirklich ein grösserer Eisengehalt z. B. der Leber oder der Milz vorliegt, da ist auch für das blosse Auge die Schwefelammoniumfärbung viel dunkler, mehr schwarz, der Rand des Organs nicht durchscheinend, der dünne Schnitt ebenfalls schwärzlichgrün gefärbt und da sind unter dem Mikroscop die eisenhaltigen Körnchen in den Zellen an ihrer grünen, meist dunkelgrünen Färbung erkennbar.

Bei einiger Uebung kann man die Eisenfärbung und die Blutfarbstofffärbung durch Schwefelammonium meist schon mit blossem Auge erkennen und ist daher das Reagens auch für augenblickliche Anwendung bei der Section brauchbar, wo man bei Verdacht auf Siderosis zur vorläufigen Orientirung prüfen will.

Dass unter Umständen durch die Fäulniss eine derartige Zersetzung des Blutfarbstoffs statthaben könne, dass das darin enthaltene Eisen sich durch Schwefelammonium sofort in Schwefeleisen umsetzt, scheint nach der ersten von G r o h e angeführten Beobachtung *) allerdings vorkommen zu können; doch muss dies recht

---

*) Virchow's Archiv Bd. 20, p. 306. Fall I. Pseudomelanämie.

selten sein; ieh selbst habe nie etwas derartiges gesehen. Die Unterscheidung von wirklicher Siderosis wird in einem solchen Falle gegeben durch die vorwiegende Ablagerung des Schwefeleisens in den Blutgefässen, und bei etwaigen Zweifeln durch die quantitative Bestimmung des Eisens.

Höchst eigenthümlich und einer kurzen Beschreibung werth ist die Wirkung, welche das Schwefelammonium auf die Form der rothen Blutkörperchen hat. Am besten lässt sich diess an Froschblutkörpern verfolgen. Mischt man einen Tropfen Froschblut mit einem etwas grössern Tropfen gelben Schwefelammoniums, so gehen die meisten Blutkörperchen aus der ovalen in eine mehr rundliche oder polygonale Form über, an der Peripherie treten scharf contourirte grüne buckelförmige Auftreibungen hervor, welche entweder mit dem Zellenleibe in Verbindung bleiben oder sich allmälig von demselben abschnüren und freie kugelförmige Tropfen von gelbgrüner Farbe bilden. Grösse, Zahl und Entstehungsgeschwindigkeit dieser Tropfen wechseln sehr. Am häufigsten bilden sich 4—6 solcher Tröpfchen, einer farblosen blass feinkörnigen centralen Masse anhaftend, die wohl hauptsächlich von dem Kern des Blutkörperchens gebildet wird.

Andremal sieht man zu beiden Seiten dieser Protoplasmamasse je ein grösseres halbkugelförmiges gefärbtes Gebilde, oder auch nur ein einziges solches den Kern zur Hälfte oder drei Viertheilen umgebend. Oft sind die Tröpfchen farbiger Substanz viel kleiner, selbst bis zur Grenze des eben sichtbaren heruntergehend, dann aber gewöhnlich sehr zahlreich und oft zu einer rosenkranzähnlichen flottirenden Kette zusammengereiht. Je kleiner die Tröpfchen, um so leichter und schneller scheinen sie sich vom Hauptkörper abzuschnüren; bisweilen geht der völligen Abschnürung die Bildung eines lang ausgezogenen Verbindungsfadens vorauf.

Die Zeit, binnen welcher diese Formveränderungen zu Stande kommen, variirt von Bruchtheilen einer Minute bis zu 10 und 20 Minuten; bis zu dieser Zeit pflegen die Abschnürungen immer reichlicher zu werden, später werden alle Gebilde sehr blass und scheinen sich zu lösen.

Abgesehen von der gleich zu erwähnenden Zusammensetzung des Reagens hat das Mengenverhältniss desselben zum Blutstropfen, sowie die Schnelligkeit der Mischung wohl Einfluss auf den Grad und die Geschwindigkeit der beschriebenen Formänderungen; dieselben gehen nicht in jedem Präparat in ganz gleicher Weise von Statten; ferner pflegt ein Theil der rothen Blutkörperchen von den Abschnürungen verschont zu bleiben und nach vorherigem Rundwerden, oder auch

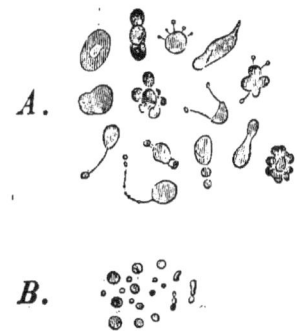

A.

B.

Formveränderung der rothen Blutkörper durch schwefelhaltiges Schwefelammonium.
A. vom Frosch. B. vom Menschen.

ohne dies, einfach abzublassen.

Die kernlosen Blutkörperchen von Hund und Mensch erhalten durch das gelbe Schwefelammonium neben der mehr grünlichen Färbung schnell eine kuglige Form.

Durch die nun eintretende Abschnürung, die meist schneller als im Froschblut vor sich geht, werden überwiegend kleinere und kleinste Tröpfchen gebildet von rundlicher Form. Die spitzig ausgezogenen und die conglomerirten Formen finden sich hier nicht, indem schnell ein Zerfall der kettenförmigen Streifen, oder eine Loslösung der kleinen Tröpfchen von der Peripherie des Blutkörperchens, oft unter lebhaft vibrirender Bewegung, statthat.

Oft übrigens, auch wenn durch das Schwefelammonium keine Tropfenbildung stattfindet, ist es sehr auffallend, dass ein Theil der kuglig gewordenen Blutkörper (etwa $\frac{1}{2}$ bis $\frac{1}{3}$ aller) auch bei ganz gleichmässiger Mischung eine dunkler grünliche Färbung zeigt als die übrigen; es scheint dies darauf hinzudeuten, dass Menge oder Art des darin enthaltenen Farbstoffs schon vorher nicht in allen die gleiche war.

Die beschriebenen Formveränderungen der rothen Blutkörper treten auf, wenn man dem Blute Schwefelammonium zusetzt, das durch längeres Stehen eine gelbe Farbe angenommen hat.

Frisch bereitetes Schwefelammonium (durch Sättigen von liq. ammonii caustici mit $H_2 S$ dargestellt) wirkt (auch in Verdünnung) nicht, sondern macht die Blutkörper nur schnell kuglig, blass und beim Frosch die Kerne deutlich sichtbar.

Wird in diesem Schwefelammonium Schwefel bis zur Sättigung gelöst, so erhält man bekanntlich eine intensiv braune Flüssigkeit. In dieser werden die Blutkörper blass, ändern ihre Form aber nicht wesentlich. Mit 3—4 Theilen Wasser verdünnt lässt sie die gröberen Abschnürungsformen zu Stande kommen. Dagegen wirkt eine goldgelbe Mischung von 8 Theilen frisch bereitetem Schwefelammonium und 1 Theil geschwefeltem (braunen) Schwefelammonium gerade so wie das durch Stehen zersetzte gelb gewordene Schwefelammonium; ja die Abschnürungen scheinen noch schneller vor sich zu gehen und ist diese Mischung dem spontan zersetzten, in der Zusammensetzung unsicheren, vorzuziehen. — Uebrigens wurden an Froschblutkörpern sehr ähnliche Gestaltungen beobachtet auf Zusatz einer schon längere Zeit aufbewahrten Schwefelkaliumlösung (1:5).

Aus dem Gesagten geht hervor, dass die beschriebenen Formveränderungen der rothen Blutkörper nicht durch das Schwefelammonium als solches, sondern vielmehr durch den in demselben gelösten Schwefel bedingt werden und dass auch eine andre Base an die Stelle des Ammoniums treten kann. Am meisten ähneln diese Formveränderungen den durch eine 20procentige Harnstofflösung hervorgebrachten, sind aber manichfaltiger. Verfolgt man ihre Entstehung unter dem Mikroscop, so könnte man nach der Art der Bewegungen fast an lebendige Bewegung denken; natürlich handelt es sich nur um einen chemisch-physikalischen Vorgang, bei welchem die Substanz des rothen Blutkörperchens (ohne den Kern) in eine zähflüssige Masse verwandelt wird, und diese in kleinere Tropfen zerfällt. Da dieser Zerfall durch den Bau des Blutkörperchens bedingt sein dürfte, wird man aus der Art des ersteren vielleicht Schlüsse auf letzteren machen können.

www.ingramcontent.com/pod-product-compliance
Lightning Source LLC
Chambersburg PA
CBHW022106210326
41519CB00056B/1528